U0235467

内分泌代谢疾病处方速查

总　主　编　袁　洪　左笑丛
主　　　编　金　萍
副　主　编　王　芳
编　　　者　(以姓氏笔画为序)
　　　　　　王　芳　王春江　杨幼波　何红晖
　　　　　　张　勤　金　萍　赵少俐　胡文沐
　　　　　　黄　琪　熊　静
总编写秘书　吴　甜

人民卫生出版社
·北　京·

图书在版编目（CIP）数据

内分泌代谢疾病处方速查 / 金萍主编. —北京：
人民卫生出版社，2023.9
ISBN 978-7-117-34829-4

Ⅰ. ①内… Ⅱ. ①金… Ⅲ. ①内分泌病－处方②代谢
病－处方 Ⅳ. ①R580.5

中国国家版本馆 CIP 数据核字（2023）第 093950 号

人卫智网	**www.ipmph.com**	医学教育、学术、考试、健康，
		购书智慧智能综合服务平台
人卫官网	**www.pmph.com**	人卫官方资讯发布平台

内分泌代谢疾病处方速查
Neifenmi Daixie Jibing Chufang Sucha

主　　编：金　萍
出版发行：人民卫生出版社（中继线 010-59780011）
地　　址：北京市朝阳区潘家园南里 19 号
邮　　编：100021
E - mail：pmph @ pmph.com
购书热线：010-59787592　010-59787584　010-65264830
印　　刷：天津善印科技有限公司
经　　销：新华书店
开　　本：787×1092　1/32　印张：6.5
字　　数：166 千字
版　　次：2023 年 9 月第 1 版
印　　次：2023 年 12 月第 1 次印刷
标准书号：ISBN 978-7-117-34829-4
定　　价：45.00 元

打击盗版举报电话：010-59787491　E-mail：WQ @ pmph.com
质量问题联系电话：010-59787234　E-mail：zhiliang @ pmph.com
数字融合服务电话：4001118166　E-mail：zengzhi @ pmph.com

前　言

近年来，随着经济的发展和人们生活方式的改变，内分泌代谢疾病已成为威胁人类健康的主要疾病，受累人群达到数亿，但由于内分泌疾病种类繁多、临床工作千头万绪，如何能方便、快捷地帮助临床医生诊断疾病并为患者开具正确、有效的处方，是我们一直在思考和探索的命题，由此，本书应运而生。

本书可供长期工作在临床一线的内分泌科医师、全科医师、医学院校师生参考阅读。内容包括垂体相关疾病、甲状腺疾病、肾上腺疾病、甲状旁腺疾病、糖尿病等内分泌科常见病。对每一种疾病分设"概述""临床特征""治疗原则""推荐处方"及"注意事项"五大项目进行介绍，其中"推荐处方"是本书的重点内容，每个处方具有简明扼要、实用性强、查阅方便等特点。

《内分泌代谢疾病处方速查》由中南大学湘雅三医院内分泌科高年资医师集体编撰，在写作过程中，各作者均参考了教材、指南、共识及国内外的参考文献，集中南大学湘雅三医院内分泌科几十年的临床和教学经验于一体，全体编写人员均付出了极大的努力，在此表示感谢。

本书语言简洁、系统全面，实用性强，具有适应临床工作、简便速查的特点，但因编写时间及编写经验有限，书中不妥之处在所难免，恳请读者和同道批评指正。

中南大学湘雅三医院内分泌科　金　萍
2023 年 2 月于长沙

目　录

第一章

巨人症和肢端肥大症与
妊娠合并肢端肥大症

第一节 巨人症和肢端肥大症

【概述】

巨人症和肢端肥大症主要是由于垂体生长激素（growth hormone，GH）瘤或 GH 细胞过度增生，分泌生长激素和 / 或胰岛素样生长因子 -1（insulin-like growth factor-1，IGF-1）引起的综合征。生长激素分泌过多，在骨骺闭合以前引起巨人症，骨骺闭合后导致肢端肥大症。95% 的巨人症和肢端肥大症由垂体生长激素瘤所致，5% 的病例由下丘脑肿瘤或其他神经内分泌肿瘤所致。

【临床特征】

巨人症和肢端肥大症起病隐匿，进展缓慢，以骨骼、软组织、内脏的增生肥大为主要特征，临床表现为面容改变、手足指 / 趾末端肥大、皮肤增厚。常见症状有：

1. GH 过度分泌表现

（1）骨骼肌肉和皮肤：眉弓和颧骨高突，下颌增大前突，齿间隙宽，骨关节病和关节痛，关节活动障碍和僵硬。肌软弱无力甚至肌痛，手脚粗大肥厚。唇肥厚、鼻唇沟隆起、鼻宽、舌大，声带粗厚，发音低沉，皮肤粗厚、皮脂腺和汗腺分泌亢进（油质感和多汗）。

（2）糖代谢：胰岛素抵抗和高胰岛素血症，糖耐量减低乃至糖尿病。

（3）骨代谢：肠钙吸收增加致高尿钙和尿结石增加，骨转换增加促进骨质疏松发生。

（4）心血管系统：心肌肥厚、心脏扩大、心力衰竭、冠心病和动脉粥样硬化。

（5）呼吸系统：可有呼吸道感染、睡眠呼吸暂停综合征、喘鸣和呼吸困难。

（6）生殖系统：如伴有催乳素（PRL）分泌过多，女性表现为月经紊乱、乳溢、不育，男性则有性欲减退和阳痿。

（7）神经肌肉系统：易怒，多汗，精神紧张，神经肌肉疼痛等。

（8）垂体卒中：垂体 GH 瘤多为大腺瘤，生长迅速，较多发生出血、梗死或坏死。

2. 肿瘤压迫与肿瘤浸润表现　可出现腺垂体功能进行性减退；头痛、下丘脑功能紊乱、眼底改变、动眼神经麻痹、视野缺损。

3. 实验室检查　空腹或随机血清 GH<2.5μg/L 时，可判断为 GH 正常；若 GH≥2.5μg/L 时，需要进行口服葡萄糖耐量试验（oral glucose tolerance test, OGTT）确定诊断。如果 OGTT 中 GH 谷值 <1μg/L，判断为被正常抑制。多数肢端肥大症患者 GH 水平对葡萄糖无反应或不能抑制到 1μg/L 以下。血清 IGF-1 水平能可靠地反映 GH 分泌情况，IGF-1 的正常参考值范围与年龄和性别有关，IGF-1 水平高于正常范围是诊断本病的重要指标。

4. 影像检查　垂体磁共振成像（MRI）可用来评估肿瘤大小、位置和浸润程度。约 77% 的生长激素瘤为垂体大腺瘤。若肿瘤侵犯视交叉，需完善视野检查。

5. 对所有肢端肥大症患者应筛查合并症的发生情况，如高血压、糖尿病、心血管疾病、睡眠呼吸暂停综合征、结肠息肉等。

【治疗原则】

巨人症和肢端肥大症的治疗目标为：①将血清 GH 控制到随机 GH<2.5μg/L，OGTT 血清 GH 谷值<1μg/L；②使血清 IGF-1 下降至与年龄和性别相匹配的正常范围内；③消除或者缩小垂体肿瘤并防止其复发；④消除或减轻临床症状及合并症，特别是心脑血管、呼吸系统和代谢方面，并对合并症进行有效地监控；⑤尽可能地保留垂体内分泌功能，已有腺垂体功能减退的患者应做相应靶腺激素的替代治疗。

目前肢端肥大症的治疗方式主要为手术治疗、药物治疗及放射治疗，应根据患者的具体情况设计个体化治疗方案。对于微腺瘤和具有占位效应的大腺瘤患者，首选手术治疗。对无占位效应的大腺瘤或推断手术治愈率低的患者，推荐减瘤术后联合药物治疗或首选药物治疗，放射治疗仅作为常规治疗的辅助手段。用于治疗肢端肥大症的药物包括：生长抑素类似物（SSA）、多巴胺（DA）受体激动剂、GH 受体拮抗剂。

对于预期手术无法完全切除的大腺瘤且无肿瘤压迫症状的患者、不愿意或不适合接受手术的患者，也可以首选药物治疗。SSA 是药物治疗中的首选。

多巴胺受体激动剂适用于 GH 和 IGF-1 轻度升高，伴或不伴高催乳素血症。对生长抑素不敏感的患者，可考虑加用培维索孟。联合应用培维索孟和生长抑素类似物可对 GH-IGF 轴形成双重抑制，显著提高对垂体生长激素腺瘤的治疗效果。对使用生长抑素类似物后 GH 和 IGF-1 仍轻度升高者可加用卡麦角林，可使 42%～60% 患者的 GH 和 IGF-1 水平恢复正常。

【推荐处方】

1. 适用于预期手术无法完全切除的大腺瘤且无肿瘤压迫症状、不愿意手术及不适合接受手术的巨人症和肢端肥大症的治疗。

处方 1. 奥曲肽，0.05～0.1mg，皮下注射，2～3 次 /d，根据血液 GH、IGF-1、临床症状及耐受性调整剂量，一日最大剂量不超过 1.5mg。

处方 2. 醋酸奥曲肽微球，10～30mg，肌内注射，1 次 /4 周。

处方 3. 醋酸兰瑞肽，30～60mg，肌内注射，1 次 /2 周。

2. 适用于 IGF-1、GH 水平轻度升高伴或不伴高催乳素血症的巨人症和肢端肥大症的治疗。

处方 1. 溴隐亭，开始剂量为 5.0～7.5mg，逐渐加量至 20～30mg，口服，2～4 次 /d。

处方 2. 卡麦角林，1～3.5mg，口服，1 次 / 周。

3. 适用于对生长激素类似物有部分反应的巨人症和肢端肥大症的治疗。

处方 1.（1）奥曲肽，0.05～0.1mg，皮下注射，2～3 次 /d；或奥曲肽长效缓释剂，10～30mg，肌内注射，1 次 /4 周；或醋酸兰瑞肽，30～60mg，肌内注射，1 次 /2 周。

（2）卡麦角林，1～3.5mg，口服，1 次 / 周。

处方 2.（1）奥曲肽，0.05～0.1mg，皮下注射，2～3 次 /d；或奥曲肽长效缓释剂，10～30mg，肌内注射，1 次 /4 周；或醋酸兰瑞肽，30～60mg，肌内注射，1 次 /2 周。

（2）溴隐亭，开始剂量为 5.0～7.5mg，逐渐加量至 20～30mg，口服，2～4 次 /d。

4. 适用于生长激素类似物和多巴胺受体激动剂治疗无效的巨人症和肢端肥大症的治疗。

处方　培维索孟，10～20mg，皮下注射，1 次 /d。

5. 适用于最大剂量给药后部分临床或生化缓解者的联合用药。

处方 1.（1）奥曲肽，0.05～0.1mg，皮下注射，2～3 次 /d；或奥曲肽长效缓释剂，10～30mg，肌内注射，1 次 /4 周；或醋酸兰瑞肽，30～60mg，肌内注射，1 次 /2 周。

（2）培维索孟，10～20mg，皮下注射，1次/d。

处方 2. （1）溴隐亭，开始剂量为 5.0～7.5mg/d，逐渐加量至 20～30mg/d，口服，2～4 次/d；或卡麦角林，1～3.5mg，口服，1 次/周。

（2）培维索孟，10～20mg，皮下注射，1次/d。

【注意事项】

1. 生长抑素类似物主要不良反应为胃肠道功能紊乱，如食欲减退、恶心、呕吐、腹痛、腹泻，一般持续 1～3 周，坚持治疗这些不良反应可消失；其次生长抑素类似物可导致胆石症。其他不良反应包括心动过缓和胰岛素分泌受抑制。

2. 生长激素受体拮抗剂在治疗过程中可能导致生长激素不降低反而升高，部分患者肿瘤增大（3%～5%）及转氨酶升高。因为培维索孟无抑制肿瘤作用，建议起始治疗后 6～12 个月进行垂体 MRI 扫描，监测肿瘤生长大小，如无肿瘤体积增大，后续可每年进行 MRI 扫描。使用前的 6 个月，每月监测肝功能，之后每半年监测肝功能，如转氨酶升高超过参考值范围的 3 倍，考虑停药。其他不良反应包括部分患者可出现注射部位反应，包括局部不适、注射部位反复脂肪增生或萎缩。

3. 溴隐亭治疗肢端肥大症的剂量一般是治疗催乳素瘤的 2～4 倍，服用溴隐亭时可出现恶心、呕吐、腹痛、直立性低血压、鼻黏膜充血、心律失常、精神症状、肥胖、眩晕、失眠、便秘、外周血管收缩等。

第二节　妊娠合并肢端肥大症

【概述】

肢端肥大症的发病高峰年龄为 40～60 岁，故妊娠期可合并本症。

【临床特征】

生长激素过多可导致高血压、左室肥厚和糖尿病的危险性增加，但生长激素不通过胎盘，故母亲的生长激素过多对胎儿生长发育无影响。妊娠期垂体瘤增大而压迫视交叉引起视野缺损的危险性增高。余同第一节。

【治疗原则】

试妊娠前 2 个月，停止使用长效生长抑素类似物和培维索孟，可使用短效制剂如奥曲肽直至受孕。妊娠期应避免药物治疗，只有出现明显的肿瘤增大或头痛时才考虑使用。

【推荐处方】

处方　奥曲肽，50～100μg，皮下注射，2～3 次 /d。

【注意事项】

1. 大腺瘤患者必须每月行视野检测评估。若有头痛、视野缺损、尿崩症或垂体卒中等表现时需进行 MRI 确证。

2. 使用传统的放射性免疫分析法进行 GH 检测不能区别 GH 来源于垂体还是胎盘，而胎盘来源的 GH 在妊娠晚期出现，因此妊娠期间不建议监测生长激素和 / 或 IGF-1。

3. 奥曲肽可与胎盘上的生长抑素受体结合而穿过胎盘，胎儿组织存在广泛的生长抑素受体，因此奥曲肽可影响胎儿组织发育，尤其是大脑发育，故如考虑怀孕需停用长效的 SSA，并在使用这些药物时采用避孕措施。

（张　勤　金　萍）

第二章
生长激素缺乏症

第一节　生长激素缺乏症概述

【概述】

生长激素缺乏症是指生长激素活性正常，但合成分泌量减少，或生长激素含量正常，但生物活性降低或缺乏。青春期以前，因下丘脑-垂体先天性或获得性病变引起的生长激素分泌不足或周围组织对生长激素不敏感可导致生长发育障碍，称为生长激素缺乏性侏儒症。成人生长激素缺乏，主要包括以下几种：以前即出现的孩童时的生长激素缺乏；继发于解剖结构破坏的病变或肿瘤的生长激素缺乏；特发性生长激素缺乏。

【临床特征】

生长激素缺乏性侏儒症的主要临床表现：躯体生长迟缓、性器官不发育或第二性征缺乏、智力与年龄相称、骨龄落后。继发性生长激素缺乏如为鞍区肿瘤所致可有局部受压及颅内压增高的表现，如头痛、视力下降及视野缺损等。成人生长激素缺乏可出现体力差、肌力下降、中心性肥胖、记忆减退、血脂异常、骨质疏松、低血糖等。体征：患者身材矮小，体态相对匀称，幼稚外貌，皮肤细腻而干燥，皮下脂肪增厚，面颊丰满，营养状态良好。至成年后，皮肤弹性减退而有皱纹，易显老，但面容不成熟，呈"老小孩"样面容。第二性征发育延迟或不发育。实验室检查：

GH 药物激发试验示 GH 峰值均 <10μg/L。血清胰岛素样生长因子 -1（IGF-1）水平低于正常。

【治疗原则】

生长激素缺乏的理想治疗手段是生长激素替代治疗。最常用的药物为重组人生长激素（recombinant human growth hormone，rhGH），不同疾病起始治疗剂量不同。对于合并有其他垂体前叶功能减退的患者要及时纠正相应的激素缺乏。继发性生长激素缺乏需要进行病因治疗。

第二节　不同临床表型的生长激素缺乏症

一、儿童生长激素缺乏性侏儒症

【概述】

生长激素缺乏性侏儒症（growth hormone deficiency dwarfism，GHD）又称垂体性侏儒症或垂体性矮小，是指儿童期起病的因下丘脑 - 垂体先天性或获得性病变导致的生长激素分泌不足或周围组织对 GH 不敏感所致的生长发育障碍。按病因可分为原发性、继发性和暂时性三类。

【临床特征】

主要临床特征有：生长障碍，1 岁后出现生长速度减慢，身高落后比体重低下更为明显；骨成熟发育迟缓和青春期发育延迟，一般均在 2 年或 2 年以上；不同程度的糖、脂肪、蛋白质代谢紊乱，体力活动减少，运动能力下降；可同时伴有一种或多种其他垂体激素缺乏的表现；其他表现例如食欲缺乏、神经和神经功能紊乱等。

诊断要点：

1. 身高低于同性别和同年龄正常健康儿童身高的第 3 百分位数或 2 个标准差以下。

2. 年生长速率 <7cm/ 年（3 岁以下）；<5cm/ 年（3 岁～青春期）；<6cm/ 年（青春期）。

3. 面容体态幼稚，第二性征发育延迟或缺乏。

4. X 线骨龄落后于同年龄、同性别正常均值 2 年以上。

5. 胰岛素低血糖激发试验、左旋多巴刺激试验、精氨酸刺激试验中任选两项以上激发试验 GH 峰值均 <10μg/L。

6. 血清胰岛素样生长因子 -1 水平低于同性别和同年龄正常参考值。

7. 智力发育正常。

8. 排除其他造成生长迟滞的因素（肝肾功能异常、染色体及内分泌疾病等。）

GHD 诊断过程中，还需评价下丘脑 - 垂体其他内分泌轴功能。对已确诊 GHD 的患儿均需行垂体 MRI，明确是否为器质性 GHD。

【治疗原则】

GHD 患者应及早诊断与治疗，以期在青春期获得最大的身高增长。推荐使用 rhGH 替代治疗。rhGH 治疗应采用个体化治疗，剂量可按体重或体表面积计算，宜从小剂量开始，目前推荐剂量为 0.075～0.15U/（kg·d），每晚睡前皮下注射一次，或每周总量分 6～7 天的给药方式，最大量不宜超过 0.2U/（kg·d）。目前已有重组人生长激素长效制剂上市，较重组人生长激素可有更好的依从性。治疗过程中，宜根据生长情况及 IGF-1 和 IGFBP-3 检测结果等适时进行剂量调整。

【推荐处方】

1. 儿童期

处方 1. 重组人生长激素，0.075～0.15U/（kg·d），皮下注射，睡前 30 分钟，1 次 /d；根据生长情况及生化检测结果调整剂量。

处方 2. 聚乙二醇重组人生长激素，0.16～0.24mg/

(kg·w)，皮下注射，1 次 / 周，根据生长情况及生化检测结果调整剂量。

2. 青春期

处方 1. 重组人生长激素，0.075～0.2U/(kg·d)，皮下注射，睡前 30 分钟，1 次 /d。

处方 2. 聚乙二醇重组人生长激素，0.7mg/(kg·w)，皮下注射，1 次 / 周，根据生长情况及生化检测结果调整剂量。

【注意事项】

1. 正常人入睡后 1 小时生长激素出现分泌高峰，临睡前注射 rhGH 可模拟生理状态，因而采用每天睡前注射效果更佳。

2. 身高和生长速度是监测效果的直接指标，血清 IGF-1 是评估生长反应的重要指标。

3. 应用 rhGH 治疗的患儿应定期检查生长发育指标、实验室检查指标、不良反应等。每 3 个月监测 1 次身高、体重和生长速度，每年需进行骨龄评估。每 3～6 个月监测甲状腺功能、空腹血糖、胰岛素、IGF-1 和胰岛素样生长因子结合蛋白 3（IGFBP-3）水平。每年监测肝肾功能、肾上腺皮质功能、糖化血红蛋白。

4. rhGH 的常见不良反应有：注射局部出现红肿和皮疹，一般数日可消失；有潜在使已有糖尿病倾向的患者演变为 2 型糖尿病，部分亚临床甲状腺功能减退患儿可能转变为临床甲状腺功能减退，股骨头滑脱而致跛行或髋部及膝部疼痛，良性颅内压升高，潜在肿瘤复发和诱发肿瘤、白血病的风险。因此在 rhGH 治疗前需评价甲状腺功能、糖代谢情况，行垂体 MRI 检查，了解患者有无肿瘤病史及家族史，肥胖患者需了解呼吸系统功能、有无气道阻塞。

5. 以下情况禁用 rhGH：骨骺已经闭合的矮小患者、进展或复发的颅内肿瘤患者、白血病患者、肥胖患儿、糖尿病患者等。

二、成人生长激素缺乏症

【概述】

成人生长激素缺乏可由儿童时的生长激素缺乏发展而来，也可继发于解剖结构破坏的病变或肿瘤引起的生长激素缺乏和特发性的生长激素缺乏。

【临床特征】

成人生长激素缺乏的主要表现为体脂含量增加，骨量降低、血总胆固醇和低密度脂蛋白胆固醇水平升高。患者体脂分布异常，肌肉容量减少，体力下降，易并发高血压、肥胖、血脂谱异常、性功能减退症和代谢综合征。

【治疗原则】

成人期发病的 GHD 患者生长激素替代治疗的目的为改善身体成分、保存骨骼质量、维持正常胰岛素样生长因子状态和生理及心理功能最佳水平。对于确诊生长激素缺乏的成人患者，没有禁忌证时，给予生长激素补充治疗。推荐 rhGH 治疗从低剂量起始，逐渐增加剂量，使 IGF-1 水平维持在与性别、年龄相匹配的参考范围，综合 IGF-1 水平、临床反应和耐受性进行调整。不同人群的起始剂量不同：对 <30 岁的非糖尿病患者，推荐 rhGH 初始剂量为 0.4~0.5mg/d；对 30~60 岁患者，推荐初始剂量为 0.2~0.3mg/d；对年龄 >60 岁的肥胖、糖尿病和糖耐量异常患者（包括既往妊娠期糖尿病），推荐初始剂量为 0.1~0.2mg/d。治疗起始后每隔 1~2 个月随访 1 次，根据 IGF-1 水平、临床反应和耐受性等情况，按 0.1~0.2mg/d 逐步增加 rhGH 剂量，达到维持剂量后可适当延长随访间隔。

【推荐处方】

处方　重组人生长激素，0.1~0.5mg，皮下注射，1 次/d。

【注意事项】

1. 开始生长激素替代治疗后，或剂量增加后每隔 1～2 个月对患者进行 1 次监测，之后应每半年进行 1 次监测。监测的内容包括：临床症状、体重、身高、体重指数（BMI）、腰围、臀围、血压、脂代谢、糖代谢、IGF-1、垂体功能、骨代谢指标、骨密度、生活质量（问卷评估）等。

2. 评估甲状腺和肾上腺功能，按照诊断给予相关替代治疗，或调整替代剂量。

3. 定期复查垂体 MRI，评估残留的垂体肿物。

三、特发性身材矮小症

【概述】

特发性身材矮小症（idiopathic short stature，ISS）指身高低于同性别、同年龄、同种族正常群体平均身高 2 个标准差，且其出生体重、身长和生长激素水平均正常。排除了表型异常［如骨骼发育异常或特纳综合征（Turner 综合征）等］、小于胎龄儿以及有明确致矮小的病因（如乳糜泻、炎症性肠病、幼年慢性关节炎、生长激素缺乏或抵抗、垂体功能减退、库欣综合征等）的患儿。

【临床特征】

主要表现为患儿身高较同性别、同年龄、同种族儿童矮小，但身材匀称，智力和性发育正常。体格检查与同年龄正常儿童相仿，无明显阳性体征。患儿出生时身长和体重与同胎龄相仿。生长速率稍慢或正常，一般每年生长速率<5cm。

【治疗原则】

欧洲内分泌学会推荐的 ISS 治疗标准为身高低于同龄儿童平均身高 2～3 个标准差，建议开始治疗年龄为 5

岁至青春期早期。国内推荐用 rhGH 治疗的 ISS 患儿应满足下列条件：①身高落后于同年龄、同性别正常健康儿童平均身高 2 个标准差；②出生时身长、体重处于同胎龄儿的正常范围；③排除了系统性疾病、其他内分泌疾病、营养性疾病、染色体异常、骨骼发育不良、心理情感障碍等其他导致身材矮小的原因；④ GH 药物激发试验 GH 峰值 ≥10ug/L；⑤起始治疗的年龄为 5 岁。

【推荐处方】

处方 **1.** 重组人生长激素，0.125～0.2U/（kg•d），皮下注射，睡前 30 分钟，1 次 /d。

处方 **2.** 重组人生长激素，0.5～0.7U/（kg•w），皮下注射，分 6～7 次，睡前 30 分钟，根据生长情况及生化检测结果调整剂量。

【注意事项】

1. ISS 的治疗剂量稍大，但最大剂量不宜超过 0.2U/（kg•d）。

2. 停药指征目前没有明确的生物学指标，一般认为：①接近成年身高，男孩骨龄 >16 岁，女孩骨龄 >14 岁可考虑停药；②治疗后预计终身高已达健康成人身高范围；③达到其他成人的身高标准如身高达 50 百分位数。

3. 应用 rhGH 治疗的患儿应定期检查生长发育指标、实验室检查指标、不良反应等。IGF-1 可帮助评价治疗的依从性和药物敏感性。

（张　勤　金　萍）

第三章
腺垂体功能减退症

第一节 腺垂体功能减退症概述

【概述】

腺垂体功能减退症是指各种不同病因损伤下丘脑、下丘脑 - 垂体通路或垂体所致的腺垂体全部或部分受损，表现为一种或多种垂体激素分泌减少或缺乏而引起症状的临床综合征。腺垂体功能减退主要累及性腺、甲状腺、肾上腺皮质，患者多起病隐匿，进展缓慢。

【临床特征】

1. 腺垂体功能减退症起病隐匿，主要累及性腺、甲状腺及肾上腺皮质，临床表现多种多样，靶腺功能减退的严重程度取决于垂体激素缺乏的程度、种类、速度和相应靶器官的萎缩程度。最常见的激素受累顺序是生长激素、催乳素、促性腺激素、促甲状腺激素和促肾上腺皮质激素。

（1）性腺功能减退：为腺垂体功能减退最常见的表现，女性患者出现闭经、乳房萎缩、性欲减退或消失、阴道分泌物减少、性交疼痛、不孕、阴毛和腋毛脱落、子宫和阴道萎缩；希恩综合征患者有围生期大出血、休克病史，产后无乳汁分泌。男性患者表现为声音变得柔和，肌肉减少，皮下脂肪增多，性欲减退、阳痿，阴毛和腋毛稀少，睾丸萎缩。男女均易出现骨质疏松。

（2）甲状腺功能减退：临床表现取决于甲状腺功能减退

的程度和病程，一般较原发性甲状腺功能减退症轻。轻者出现易疲劳、怕冷、食欲减退、便秘、毛发稀少、表情淡漠、反应迟钝，严重者可出现黏液性水肿、智力减退甚至精神失常。

（3）肾上腺皮质功能减退：表现为疲乏无力、虚弱、食欲减退、体重减轻、血压偏低、血钠偏低。患者皮肤色素减退、面色苍白、乳晕色素减退。急骤起病者可有低血压、休克、低血糖、恶心、呕吐、极度疲乏无力、低钠血症等。

（4）生长激素分泌不足：儿童期出现生长停滞，成年人表现为体力差、肌力下降、中心性肥胖、记忆减退、血脂异常、早发动脉粥样硬化和骨质疏松。

2. 实验室检查　疑有腺垂体功能减退症的患者需要进行垂体 - 靶腺激素测定，如皮质醇节律、甲状腺功能、黄体生成素（LH）和卵泡刺激素（FSH）水平、雌二醇水平、睾酮水平等。

3. 影像学检查　扫描根据病因不同，垂体 MRI 薄层增强可表现为下丘脑及垂体的占位病变、弥漫性病变、囊性变或空泡蝶鞍等。

4. 预后　腺垂体功能减退症一经确诊，及时补充缺乏的激素后症状可迅速改善和缓解。

【治疗原则】

腺垂体功能减退症患者治疗包括病因治疗和激素替代治疗。激素替代治疗需要尽量接近生理模式，既要改善症状，又要避免过量。

第二节　不同临床表型的腺垂体功能减退症

一、中枢性肾上腺皮质功能不全

【概述】

腺垂体功能减退所致肾上腺皮质功能减退为中枢性

肾上腺皮质功能不全。临床医师对于中枢性肾上腺皮质功能不全要保持高度警惕，因为延误治疗可导致肾上腺危象和死亡。轻度促肾上腺皮质激素（ACTH）缺乏者，应激时可呈现明显中枢性肾上腺皮质功能不全的临床表现。

【临床特征】

ACTH、皮质醇水平均低于正常水平。早晨 8～9 时血清皮质醇<3μg/dl 时提示中枢性肾上腺皮质功能不全。清晨 8～9 时血清皮质醇水平为 3～15μg/dl 时做 ACTH 兴奋试验来诊断中枢性肾上腺皮质功能不全。胰岛素低血糖激发试验被认为是判断下丘脑 - 垂体 - 肾上腺轴功能的"金标准"，在 30 或 60 分钟时血皮质醇峰值<18.1μg/dl（500nmol/L）提示中枢性肾上腺皮质功能不全诊断。

【治疗原则】

原则上，建议激素补充治疗尽量接近生理模式。推荐使用氢化可的松，部分患者在买不到药、依从性差、为了使用方便等情况下可以用长效糖皮质激素。

【推荐处方】

1. 平日替代剂量

处方 1. 氢化可的松：每日总剂量为 10～20mg，单次或多次给药，如：

醋酸氢化可的松，早上 15mg，口服；下午 5mg，口服。

或 醋酸氢化可的松，早上 10mg，口服；中午 5mg，口服；晚上 5mg，口服。

处方 2. 泼尼松：如醋酸泼尼松，早上 5mg，口服；下午 2.5mg，口服。

2. 急性肾上腺皮质功能不全

处方 氢化可的松 100～200mg 加入葡萄糖氯化钠注射液中，静脉滴注，2～3 次/d。

【注意事项】

1. 如有高热、感染、手术、创伤等并发症时，需增加激素用量，必要时可每日静脉滴注氢化可的松 100～300mg，根据患者的临床情况尽快在数日内递减至原来维持剂量。

2. 若电解质紊乱，尤其是低血钠难以纠正时，应该联用盐皮质激素。

3. 根据患者用药后的体力及精神改善情况，血糖、血压及电解质水平来调整药物剂量，一般不以血皮质醇水平作为指导药物调整的根据。

二、甲状腺轴功能不全

【概述】

腺垂体功能减退症所致甲状腺轴功能不全，主要是由垂体分泌促甲状腺激素（TSH）不足所致的中枢性甲状腺功能减退，基础代谢率减低为其主要表现。

【临床特征】

血清甲状腺素（T_4）、游离甲状腺素（FT_4）水平低于正常，TSH 低于正常，部分患者 TSH 处于正常水平或轻度升高。

【治疗原则】

使用左甲状腺素（$L\text{-}T_4$）替代治疗，使 FT_4 达到参考范围的中上水平。中枢性甲状腺功能减退的 $L\text{-}T_4$ 平均治疗量为 $1.6\mu g/(kg\cdot d)$，根据临床情况、年龄、FT_4 水平来调整 $L\text{-}T_4$ 剂量。因单用甲状腺激素可加重肾上腺皮质功能不全，故补充甲状腺激素应在补充糖皮质激素之后。甲状腺激素替代剂量应从小剂量开始，如 25～50μg/d，有心血管疾病者需从更小剂量开始。

【推荐处方】

处方　左甲状腺素钠，50～100μg，口服，1 次/d，根据 FT_4 水平调整剂量。

【注意事项】

1. 左甲状腺素钠片应于早餐前半小时，空腹将一日剂量一次性用适用液体（如半杯水）送服。

2. 对于中枢性甲状腺功能减退，血清 TSH 测定不能作为甲状腺激素替代治疗的监测指标。同时补充雌激素的患者，由于甲状腺激素结合球蛋白的增高，血浆总三碘甲腺原氨酸（T_3）、T_4 水平偏高，此时应以游离甲状腺激素水平为准。

3. 不建议使用 L-T_3、甲状腺提取物或其他剂型的甲状腺激素治疗中枢性甲状腺功能减退。

三、中枢性性腺轴功能减退

【概述】

男性中枢性性腺功能减退表现为血清睾酮低水平及其相关症状，生精受影响。绝经前女性表现为血清雌激素低水平而促性腺激素水平降低或处于参考值下限、月经稀发或停经，影响排卵。鞍区肿瘤、手术或放疗后，中枢性性腺功能减退的伴发率高达 95%，在非鞍区病灶的脑放射治疗者中，发生率也很高。由肿瘤或药物引起的高催乳素血症也是常见的中枢性性腺功能减退的原因。

【临床特征】

患者外阴多呈幼稚型，无明显色素沉着及阴毛生长，常无第二性征出现，如男性无变声、胡须、喉结等，女性无乳腺发育等。性腺激素释放激素兴奋 LH 和 FSH 试验有利于鉴别诊断，正常人兴奋后 LH 和 FSH 均升高，特别是

LH升高到正常基础水平的3～5倍或以上，而垂体受损的患者则反应低下。

【治疗原则】

对于没有禁忌证的中枢性性腺功能减退的成年男性患者建议使用睾酮补充治疗。中枢性性腺功能减退的绝经前期女性患者，没有禁忌证时，推荐给予性激素补充治疗。

【推荐处方】

1. 男性中枢性性腺功能减退

处方1. 苯丙酸诺龙，10～25mg，肌内注射，2～3次/周。

处方2. 甲睾酮，5.0mg，舌下含服，2～3次/d。

处方3. 庚酸睾酮，200mg，肌内注射，1次/2～3周。

处方4. 十一酸睾酮，40～80mg，口服，2～3次/d。

处方5. 十一酸睾酮，1 000mg，肌内注射，6周后再肌内注射1 000mg，后每12周肌内注射1 000mg。

2. 绝经前女性

（1）雌、孕激素序贯疗法

处方1. 1）戊酸雌二醇，1mg，口服，每晚1次，月经第5日起，连服21日。

2）醋酸甲羟孕酮，10mg，口服，1次/d；或地屈孕酮10mg，口服，2次/d。开始服药第11～16日起使用。

处方2. 1）结合雌激素，0.625mg，口服，每晚1次，月经第5日起，连服21日。

2）醋酸甲羟孕酮，10mg，口服，1次/d；或地屈孕酮，10mg，口服，2次/d。开始服药第11～16日起使用。

（2）口服避孕药

处方1. 去氧孕烯炔雌醇，1片，口服，每晚1次，疗程为21天，停药后月经来潮第5天服用下一周期。

处方2. 复方醋酸环丙孕酮，1片，口服，每晚1次，疗程为21天，停药后月经来潮第5天服用下一周期。

处方3. 屈螺酮炔雌醇，1片，口服，每晚1次，疗程为

21 天,停药后月经来潮第 5 天服用下一周期。

【注意事项】

1. 雌激素可与皮质醇结合球蛋白结合,导致血清总皮质醇水平升高。

2. 中枢性甲状腺功能减退患者在改变其雌激素治疗时,需要检测其 FT_4 水平,并及时调整甲状腺激素剂量,以维持其 FT_4 在目标范围内。

3. 相比性腺功能正常的男性或女性,正在接受口服雌激素治疗的女性患者,需要相对更高的生长激素治疗剂量。

(张　勤　金　萍)

第四章
催乳素瘤和特殊人群的催乳素瘤

第一节　催乳素瘤

【概述】

催乳素瘤是指垂体分泌催乳素的肿瘤,在垂体有分泌功能性肿瘤中其发生率占首位,是最常见的垂体功能性腺瘤,约占成人垂体功能性腺瘤的 40%～45%,是临床病理性高催乳素(prolactin, PRL)血症最常见的病因。催乳素瘤多为良性肿瘤,根据瘤体大小可分为微腺瘤(≤10mm)和大腺瘤(>10mm)。催乳素瘤以 20～50 岁女性患者多见,成人患者男女比例约 1:10。

【临床特征】

1. 临床表现可因年龄、性别、高催乳素血症持续时间及肿瘤大小而有所不同。女性主要表现为月经紊乱及不孕、闭经、乳溢、多毛、体重增加等,男性主要表现为勃起功能障碍、性欲减退、男性不育及第二性征减退;以及催乳素瘤压迫症状,如头痛、视力下降、视野缺损和其他脑神经压迫症状、癫痫发作、脑脊液鼻漏等。部分高催乳素血症患者可因骨密度减少而出现骨质疏松。

2. 排除了其他特殊原因引起的高催乳素血症,血催乳素>100μg/L 高度怀疑,>200μg/L 基本可确诊催乳素瘤。

如血催乳素 <100μg/L，则需结合临床表现及垂体 MRI 或 CT 证实垂体占位病变，可作出催乳素瘤诊断。

3. 血 LH、FSH 水平正常或偏低，血雌二醇水平相当或低于早卵泡期水平，睾酮水平不高。

【治疗原则】

垂体催乳素大腺瘤、巨大腺瘤以及伴有症状（闭经、乳溢、不孕不育、头痛、骨质疏松等表现）的微腺瘤都首选多巴胺受体激动剂治疗，目前主要有溴隐亭和卡麦角林，其他还有喹高利特、培高利特和甲磺酸 α- 二氢麦角隐亭。对于疗效欠佳，不能耐受药物不良反应、拒绝接受药物治疗及中枢神经压迫症状明显的患者可以接受手术治疗。溴隐亭为孕期 B 级药物，对胎儿安全性高，妊娠期需要治疗的催乳素瘤，建议首选溴隐亭。

在多巴胺受体激动剂治疗期间，定期随访，了解是否存在药物副作用并检测血催乳素水平，以调整剂量。催乳素微腺瘤患者在药物治疗过程中若血催乳素水平已正常、症状好转或消失，可考虑开始将药物减量。对于催乳素大腺瘤的患者，当催乳素水平保持正常至少两年，肿瘤体积缩小超过 50%，才考虑多巴胺受体激动剂逐渐减量。停药时机为小剂量溴隐亭维持催乳素水平长期正常（至少 2 年以上）、MRI 无肿瘤证据。但是短期用药停药后腺瘤会再生长导致复发。停药初期定期复查；停药后血催乳素水平再次升高，仍需要长期服药维持治疗。

【推荐处方】

1. 初治期

处方 1. 溴隐亭，0.625～1.25mg，口服，每晚 1 次。

处方 2. 卡麦角林，0.25～0.5mg，口服，1 次 / 周。

处方 3. 甲磺酸 α- 二氢麦角隐亭，5mg，餐中口服，2 次 /d。

2. 调整期

处方 1. 溴隐亭,根据血催乳素水平,每晚 0.625mg 开始,每周增加 1.25mg 至总量达到 2.5~15mg/d,口服,2~3 次/d。不建议剂量超过 15mg。

处方 2. 卡麦角林,根据血催乳素水平,起始剂量 0.25mg/次,可逐渐增至 0.5~2mg/次,1~2 次/周,剂量很少需要超过每周 3mg。

处方 3. 甲磺酸 α-二氢麦角隐亭,根据血催乳素水平,初始剂量 5mg/次,2 次/d,1~2 周后加量,直到催乳素水平正常,维持剂量 20~40mg/d,口服,2 次/d。

3. 药物减量及维持

处方 溴隐亭,根据催乳素水平,每 1~2 个月减少溴隐亭直至最小有效维持量,如 1.25mg,口服,每日 1 次或隔日 1 次。

【注意事项】

1. 溴隐亭不良反应主要是胃肠道反应(恶心、呕吐、便秘)和直立性低血压(头晕、头痛),多数在短期内消失,晚上睡前与食物一同口服可减少胃肠道不适和直立性低血压的不良反应。

2. 对溴隐亭抵抗(每天 15mg 溴隐亭治疗效果不满意)或不耐受溴隐亭者,建议改为卡麦角林治疗。

3. 卡麦角林可能会导致精神疾病和潜在的心脏瓣膜病。

第二节 特殊人群的催乳素瘤

一、妊娠期催乳素瘤

【概述】

催乳素瘤可因垂体催乳素分泌异常引起性腺轴的损

害,影响排卵而导致闭经、乳溢、不孕等症状,导致患者生育能力降低。妊娠时,正常的垂体因催乳素细胞增生而扩大;至分娩时,垂体体积可扩大 30%～40%。催乳素瘤患者妊娠后,催乳素瘤亦增大,并可导致视野缺损和正常垂体受损,可能因压迫视交叉而引起视野缺损或全垂体功能不全与垂体卒中。因此,计划妊娠的催乳素瘤患者应在妊娠前进行药物治疗。

【临床特征】

1. 未孕期的主要临床症状有闭经、不育、乳溢。

2. 妊娠期间,血催乳素可以升高 10 倍,分娩时更可高达 150～300μg/L。

3. 孕期部分患者可出现头痛、视力和视野的改变。

【治疗原则】

基本原则是将胎儿对药物的暴露限制在尽可能少的时间内。催乳素微腺瘤女性患者发现妊娠后应尽快停用多巴胺受体激动剂,以减少胎儿药物暴露,由于维持黄体功能的需要,可在孕 12 周后停药;对于有生育要求的大腺瘤女性患者,首先考虑孕前手术切除肿瘤,如选择药物治疗,需要在溴隐亭治疗有效、腺瘤缩小后方可妊娠,妊娠期间全程用药。发现孕妇有孕期服用溴隐亭的历史,也不推荐终止妊娠。垂体瘤在妊娠期间增大而出现占位症状时,推荐溴隐亭治疗。

【推荐处方】

1. 初治期

处方 溴隐亭,0.625～1.25mg,餐时口服或晚上睡前口服,1 次/d。

2. 调整期

处方 溴隐亭,根据血催乳素水平,每晚 0.625mg 开始,每周增加 1.25mg 直至常用有效剂量 2.5～15mg/d,口服，2～3 次 /d。

3．药物减量及维持

处方　溴隐亭，每 1～2 个月减少溴隐亭直至最小有效维持量，如 1.25mg，口服，每日 1 次或 1 次 / 隔日。

【注意事项】

1．催乳素瘤患者妊娠时无须监测血催乳素水平。

2．微腺瘤和鞍内大腺瘤患者无须行常规垂体 MRI 检查，除非有肿瘤生长证据如视野缺损。

二、哺乳期催乳素瘤

【概述】

正常妊娠分娩后未哺乳妇女血催乳素在产后 1～2 周可降至孕前基础水平，而哺乳者需 6～9 周才能恢复至基础水平。在产后一段时间内，新生儿吸吮可引起哺乳母亲血催乳素反应性升高。目前尚无证据提示哺乳会刺激肿瘤生长，故分娩后可以哺乳。

【治疗原则】

对于有哺乳意愿的妇女，在哺乳期应停药，除非妊娠诱导的肿瘤生长需要治疗，否则一般要到患者想结束哺乳时再使用溴隐亭。

【推荐处方】

同催乳素瘤治疗方案。

（王春江　黄　琪）

第五章

尿 崩 症

第一节 尿崩症概述

【概述】

尿崩症（diabetes insipidus, DI）是由于下丘脑精氨酸升压素（AVP）[又称抗利尿激素（ADH）]合成分泌不足，或由于多种病变引起肾脏对 AVP 反应缺陷（抵抗），或 AVP 降解过快而引起的一组临床综合征。病变在下丘脑 - 垂体者称为中枢性尿崩症；病变在肾脏者称为肾性尿崩症。

【临床特征】

1. 主要表现为多尿、烦渴、多饮和低渗尿。多尿是最显著的症状，尿崩症患者尿量可多达 4～20L/d，部分性尿崩症患者症状较轻，尿量为 2.4～5L/d。

2. 尿比重为 1.000 1～1.000 5，尿渗透压为 50～200mOsm/L，明显低于血浆渗透压。部分性尿崩症患者尿比重有时可达 1.010。患者血渗透压正常或稍高（血浆渗透压参考值为 290～310mOsm/L），尿渗透压一般低于 300mOsm/L，严重者可低于 60～70mOsm/L。

3. 血浆 AVP 测定：中枢性尿崩症患者的血浆 AVP 浓度测不到；部分性中枢性尿崩症患者则低于正常范围；肾性尿崩症患者的血浆 AVP 水平升高或正常。

4. 根据禁水 - 加压素试验确立尿崩症的诊断及分类。

第二节 不同临床表型的尿崩症

一、中枢性尿崩症

【概述】

病变部位在下丘脑 - 垂体称为中枢性尿崩症。其病因有原发性、继发性及遗传性三种。

1. 原发性 原因不明，占尿崩症的 30%～50%，下丘脑视上核和室旁核细胞明显减少或消失，神经垂体缩小。

2. 继发性

（1）头颅外伤和下丘脑 - 垂体手术：中枢性尿崩症的常见病因。

（2）下丘脑 - 垂体肿瘤：如原发性下丘脑、垂体、鞍区肿瘤或继发性肺癌、乳腺癌、白血病、类癌等的颅内转移。

（3）浸润性疾病：肉芽肿、结节病、组织细胞增多症 X、血色病等。

（4）感染性疾病：脑炎、脑膜炎、结核、梅毒、流行性出血热等。

（5）脑血管病变：动脉瘤、动脉栓塞等。

（6）自身免疫性疾病：可引起中枢性尿崩症，血清中存在针对 AVP 细胞的自身抗体。

（7）希恩综合征。

3. 遗传性 可为 X 连锁隐性、常染色体显性或常染色体隐性遗传。

【临床特征】

1. 因 AVP 不足引起的多尿、尿量可达 2.5～20L，有多饮、烦渴。

2. 与病因有关的表现，如占位病变引起的头痛等症状。中枢性尿崩症患者还可合并其他垂体激素的缺乏，出现垂体激素功能减低的表现。

3. 尿比重≤1.005，尿渗透压≤300mOsm/L；血浆渗透压正常或稍高≥300mOsm/L；尿渗透压 - 血浆渗透压比值<1；血浆 AVP 测定：AVP 值低于正常；肾功能正常。

4. 禁水 - 加压素试验　①完全性中枢性尿崩症患者禁水后尿液不能充分浓缩，尿量无明显减少，尿比重<1.010，尿渗透压<300mOsm/L，血浆渗透压>300mOsm/L，尿渗透压小于血浆渗透压。注射后尿量减少，尿比重和尿渗透压升高，尿渗透压升高程度大于 50%。②部分性尿崩症在禁水时尿比重的峰值一般不超过 1.020，尿渗透压峰值不超过 750mOsm/L。注射后尿比重 1.012～1.016，达尿比重峰值时，尿渗透压大于血浆渗透压，对加压素敏感，注射后尿渗透压升高程度大于 9%。

5. MRI　垂体后叶高信号消失。

【治疗原则】

1. 病因治疗　由肿瘤压迫、炎性浸润或颅脑外伤引起的，必须处理好原发病。针对鞍区肿瘤患者，可做放疗、手术和药物治疗；针对炎性病变可用激素治疗。

2. 对症治疗

（1）激素替代治疗

1）醋酸去氨加压素片：人工合成的 AVP 类似物，其血管加压作用只有天然 AVP 的 1/400，副作用小，是治疗中枢性尿崩症的首选药物，最大剂量可每天 1.2mg。

2）醋酸去氨加压素注射液：通常采用静脉给药，但如需要，也可进行肌内或皮下给药。

3）垂体后叶注射液：孕妇禁用。主要用于手术期患者、意识丧失患者等需要抗利尿药治疗时临时使用，必须注意出入液量，"量出为入"，以免水中毒。

4）油剂鞣酸加压素注射液：又称尿崩停，剂量大时作用时间延长，初次使用从 0.1ml 开始，一般使注射一次能控制多尿症状 4 天左右为宜（大多为 0.3m1）。用前必须充分摇匀,深部肌内注射。一次注射 0.3ml,维持 36～72 小时;注射 1ml,维持 5～10 天。起始剂量要小。

(2)非激素类抗利尿药治疗:除氢氯噻嗪外,其他药物对部分性中枢性尿崩症有效而对完全性尿崩症效果不好,因这些药物是通过加强 AVP 作用或刺激 AVP 分泌起作用的。

1)氢氯噻嗪(双氢克尿噻):对各种尿崩症都有一定作用,它是通过增加尿中排钠使钠耗竭,降低肾小球滤过率,增加近端肾小管重吸收,使到达远端肾小管的原尿减少而减少尿量。

2)氯磺丙脲:起始 0.1～0.2g,一次顿服,每 2～3 天按需递增 50mg,最大剂量 0.5g,剂量大时有足够抗利尿作用。

3)卡马西平:通过刺激 AVP 释放产生抗利尿作用。

【推荐处方】

处方 1. 醋酸去氨加压素片,0.05～0.2mg,口服,3 次 /d。

处方 2. 醋酸去氨加压素注射液:

(1)成人,1～4μg,静脉推注(或皮下、肌内注射),1～2 次 /d。

(2)一岁以上儿童,0.1～1μg,静脉推注(或皮下、肌内注射),1～2 次 /d。

处方 3. 醋酸去氨加压素鼻喷雾剂:

(1)成人,10～20μg,鼻黏膜吸入,睡前 1 次 /d。

(2)儿童,5μg,鼻黏膜吸入,2 次 /d。

(3)儿童,10～15μg,鼻黏膜吸入,1 次 /d。

处方 4. 垂体后叶注射液,5～10U,皮下或肌内注射,2～3 次 /d。

处方 5. 氢氯噻嗪,25～50mg,口服,3 次 /d。

处方 6. 氯磺丙脲,100～500mg,口服,1 次 /d。

处方 7. (1)卡马西平,0.1～0.2g,口服,3 次 /d。

(2)与其他利尿药合用时,卡马西平,0.06～0.13g,口服,3 次/d。

【注意事项】

1. 醋酸去氨加压素片使用时需适当限水,以免引起水潴留、低钠血症。监测尿量、尿渗透压、电解质,适时调节剂量。孕妇慎用,心功能不全者禁用。鼻用喷雾剂是对鼻黏膜血管有收缩作用的醋酸去氨加压素鼻喷雾剂,长期使用会引起鼻黏膜萎缩。

2. 氢氯噻嗪与其他口服抗利尿药物联合使用时减少剂量,能减少 1/3～1/2 尿量。氢氯噻嗪长期使用可影响肾小管浓缩功能,引起低血钾,因此需同时补钾,易引起血糖和血尿酸升高,故需监测血糖、血电解质、肾功能和血压。

3. 氯磺丙脲剂量大时有足够抗利尿作用,也可引起严重低血糖、白细胞减少、肝损伤、低血钠、水中毒等不良反应,尤其是老年人、肾功能不全者。故一般先试用小剂量,现已很少使用。

4. 使用卡马西平时应注意肝损害、白细胞减少(尤其用药第一个月)、甲状腺功能减退的不良反应。心、肝、肾功能不全者,房室传导阻滞者,骨髓抑制者,妊娠或哺乳期妇女禁用。

二、肾性尿崩症

【概述】

肾性尿崩症是由肾脏对 AVP 无反应或反应减弱所致,肾小管重吸收水功能缺陷的一组疾病。病因有遗传性和继发性两种。

1. 遗传性 90% 的肾性尿崩症者为 X 连锁遗传,主要为男性,其中至少 90% 可检测出 AVP 受体 2 型(*AVPR2*)基因突变;其余 10% 的患者为常染色体遗传,其突变基因为水通道蛋白 2(*AQP2*),其中 9% 为显性遗传,1% 为隐性遗传。

2. 继发性

（1）肾小管间质性病变：如慢性肾盂肾炎、阻塞性尿路疾病、肾小管性酸中毒、肾小管坏死、肾淀粉样变等。

（2）代谢性疾病：如低钾血症、高钙血症等。

（3）药物：如抗生素、抗真菌药物、抗肿瘤药物、抗病毒药物等，另外碳酸锂可能因使细胞 cAMP 生成障碍、干扰肾对水的重吸收而导致肾性尿崩症。

【临床特征】

1. 多尿、烦渴、多饮和低渗尿，较中枢性尿崩症症状轻。有家族史或有引起肾性尿崩症的原发疾病史。

2. 尿浓缩功能减低，尿比重≤1.005，尿渗透压≤300mOsm/L；血浆渗透压正常或稍高≥300mOsm/L，禁水 - 加压素试验一般无尿量减少、尿比重和尿渗透压升高，尿渗透压 - 血浆渗透压比值 <1。

【治疗原则】

明确肾性尿崩症病因，针对病因治疗原发疾病。

1. 对急性失水者，应静脉补液（用 5% 葡萄糖溶液）。如患者血浆呈高渗状态，应考虑输入低张溶液。限制溶质入量，如给低盐、低蛋白饮食，氯化钠应控制在 0.5~1.0g/d，以减少对水的需要量。

2. 利尿药联合应用提高疗效：利尿药联合应用时可将噻嗪类与保钾利尿药搭配，如氢氯噻嗪与氨苯蝶啶搭配。

（1）氢氯噻嗪：利钠利尿药，机制可能是通过影响远端肾小管产生负钠平衡来刺激近端小管对钠的再吸收，使流经髓袢与远端肾小管的液体呈低张性，故用此药时应限制钠的摄入，需同时补钾。

（2）吲达帕胺：作用类似氢氯噻嗪，特别是与氢氯噻嗪并用时，可使尿量明显减少。可以使肾性尿崩症患者尿量明显减少，尤其在起始应用时效果明显，故可以用于获得性 NDI 的紧急处理，机制可能与促进 AVP 刺激的 cAMP

生成和增加非 AVP 依赖的溶质重吸收相关。

（3）保钾利尿药：阿米洛利和氨苯蝶啶治疗肾性尿崩症可以在增加疗效的基础上，减少低钾血症的发生，是目前 NDI 的一线临床用药。机制不详，可能与噻嗪类利尿药相似。氢氯噻嗪联合吲哚美辛也可以达到相似的效果，注意胃肠道等不良反应的发生。开始药物治疗后应该注意避免大量饮水以防止水中毒的发生。定期评估多饮、多尿症状和血电解质、血尿渗透压、泌尿系超声、生长发育等，对于指导生活习惯和临床用药具有重要意义。

3. 其他药物减少尿量

（1）氯磺丙脲：服药后 24 小时开始起作用，4 天后作用最大。作用机制可能与其增强肾远曲小管上皮细胞的 AVP 受体作用有关。

（2）卡马西平：可促进 AVP 分泌，还可增加肾脏对 AVP 的敏感性。

【推荐处方】

处方 1. 氢氯噻嗪，25～50mg，口服，3 次 /d。

处方 2. 吲达帕胺，2.5～5.0mg，口服，1～2 次 /d。

处方 3. 阿米洛利，10～20mg，口服，1 次 /d。

处方 4. 氯磺丙脲，0.125～0.25g，口服，1～2 次 /d。

处方 5. 卡马西平，0.1g，口服，3 次 /d。

处方 6. 吲哚美辛，25mg，口服，3 次 /d。

【注意事项】

注意事项见中枢性尿崩症注意事项。

第三节 妊娠期尿崩症

【概述】

妊娠期尿崩症（GDI）是一种特殊类型的尿崩症，是由于 AVP 的合成、分泌、代谢异常,肾小管重吸收功能障碍,在妊娠晚期或产褥期出现以多尿、烦渴、多饮、低比重尿、电解质紊乱为主要表现的一组综合征,多为一过性症状,分娩结束后症状迅速减轻,直至消失,即妊娠期短暂性尿崩症。主要危害是引起水、电解质紊乱,特别是引起高钠血症危及孕产妇及胎儿生命。在各种引起 GDI 的因素中,由胎盘分泌的半胱氨酸氨基肽酶的作用最为重要,半胱氨酸氨基肽酶是一种胎盘酶,主要在肝脏被灭活,能够降解循环中的 AVP,使 AVP 的降解增加,当人体内 AVP 降解与脑垂体代偿性 AVP 分泌之间的平衡被打破,剩余的 AVP 水平不能维持足够的抗利尿活性,就会引起尿崩症。分娩后此酶水平迅速下降,4 周后血浆中已经检测不到其活性。

【临床特征】

1. 以多尿、烦渴、多饮、低比重尿、电解质紊乱为主要表现,烦渴严重者可出现烦躁、谵妄等神经系统症状。易合并肝脏功能损害疾病,如妊娠合并肝损害、急性脂肪肝等。但需排除尿糖增高导致的多尿。

2. 低比重尿　尿比重多在 1.001～1.005,甚至更低,部分症状较轻的患者尿比重偶可达 1.010。

3. 低渗尿　尿渗透压一般低于 200mmol/L,小于血浆渗透压,血浆渗透压常轻度升高,血钠可升高。患者血浆 AVP 浓度低于正常。

【治疗原则】

妊娠期尿崩症的治疗主要是提供足量的液体入量,减少尿量,预防脱水引起的高钠血症对母体和胎儿造成危害。治疗首选药物是醋酸去氨加压素,醋酸去氨加压素可以静脉内、鼻内、皮下注射及口服途径给药。口服给药较多,简便易行。以控制尿量在参考值范围为准,剂量存在个体差异。对于个别对去氨加压素不敏感的妊娠期尿崩症患者,可选用其他抗利尿药,如氢氯噻嗪,但该药长期应用可能导致孕妇血糖和血尿酸升高、低血钾,应慎用,用药期间应当严密观察其不良反应。

【推荐处方】

处方 1. 醋酸去氨加压素滴鼻液(2.5ml：250μg),5～10滴,滴鼻,2 次/d。

处方 2. 醋酸去氨加压素,0.1～0.2mg,口服,1 次/8～12 小时。

【注意事项】

在用药过程中孕产妇应注意监测水、电解质及羊水量。在尿量减少时限制液体入量在 1 000ml 左右,以防止在治疗中出现稀释性低钠血症而对孕产妇造成危害。分娩时不宜给水太多,以免水中毒,分娩后,半胱氨酸氨基肽活性迅速下降,尿崩症症状可明显减轻或消失。

(何红晖)

第六章
甲状腺功能亢进症

第一节　甲状腺功能亢进症概述

【概述】

甲状腺功能亢进症(hyperthyroidism),简称甲亢,指多种原因导致的甲状腺激素合成和分泌增加,引起以多系统兴奋性增加和代谢亢进为主要表现的一组内分泌疾病的总称。80%以上的甲亢是由毒性弥漫性甲状腺肿(格雷夫斯病)所引起的。

【临床特征】

1. 甲状腺毒症、甲状腺肿大和眼征

(1)甲状腺毒症:高代谢综合征,如怕热多汗、皮肤潮湿、多食但体重下降等;神经系统,如易激动、焦虑不安或注意力分散等;循环系统,如心悸、心律失常和心绞痛,白细胞和血小板减少、贫血等;消化系统,如大便次数增多和腹泻等;生殖系统,如女性月经不规则,男性阳痿和生育力下降;运动系统,如肌肉软弱无力,甚至肢体突然不能活动等。

(2)甲状腺肿大:一般呈弥漫性、对称性肿大,多质软。

(3)眼征:眼征包括以下几种,睑裂增宽(Darymple征)、瞬目减少和凝视(Steelwag征)、眼球辐辏不良(Mobius征)、下视露白(von Graefe征)和眼向上看时,前额皮肤不能皱起(Joffroy征)。

2. 甲状腺功能　包括血清 TT_3、TT_4、FT_3、FT_4 和 TSH。TSH 降低，TT_3、TT_4、FT_3、FT_4 增高，原发性甲亢的诊断可成立。

3. 甲状腺摄碘率测定　甲亢时摄碘率增高，高峰前移，对鉴别甲状腺毒症的原因，如与部分甲状腺炎所致的一过性甲亢鉴别仍有一定意义。

4. 测定促甲状腺激素受体抗体（TRAb）　对甲亢的诊断、治疗效果及预后判断均有意义。

【治疗原则】

注意休息，保证营养，进食高蛋白、富含维生素的食物，禁食含碘食物及药物，戒烟，进行规范的抗甲状腺药物治疗，必要时可以采用 ^{131}I 或外科手术治疗。

【推荐处方】

1. 初治期

处方 1.（1）甲巯咪唑，30～45mg，口服，2～3 次 /d。

（2）普萘洛尔，20～80mg，口服，3～4 次 /d。

处方 2.（1）丙硫氧嘧啶，300～450mg，口服，2～3 次 /d。

（2）普萘洛尔，20～80mg，口服，3～4 次 /d。

2. 减量期

处方 1. 甲巯咪唑，自初始剂量开始每 4～8 周减量 1 次，每次减量 5～10mg。

处方 2. 丙硫氧嘧啶，自初始剂量开始每 4～8 周减量 1 次，每次减量 50～100mg。

3. 维持期

处方 1. 甲巯咪唑，5～10mg，口服，1 次 /d。

处方 2. 丙硫氧嘧啶，50～100mg，口服，1 次 /d。

【注意事项】

1. 注意药物的不良反应　甲巯咪唑（MMI）和丙硫氧

嘧啶（PTU）均可引起肝功能受损，PTU 对肝功能的影响与剂量无关，多是转氨酶增高，MMI 引起的肝功能受损与剂量有关，多是胆汁淤滞。一般可减少抗甲状腺药物剂量并加用保肝药物，严重者需停药。

2. 白细胞减少　多在抗甲状腺药物治疗 1～3 个月内发生，严重者发生粒细胞缺乏，常伴有发热和咽痛。在治疗初期应每 1～2 周检查一次白细胞数，当白细胞持续下降、中性粒细胞绝对计数 $<1.5\times10^9$/L 时，可停用抗甲状腺药物。如发生粒细胞缺乏症，应立即停用抗甲状腺药物，积极给予广谱抗生素及集落刺激因子等抢救治疗。

第二节　不同临床表型的甲状腺功能亢进症

一、格雷夫斯眼病

【概述】

格雷夫斯眼病（GO）又称甲状腺相关性眼病（TAO），是指病因与自身免疫性甲状腺疾病相关的眼眶和眼外组织病变。格雷夫斯眼病绝大部分由格雷夫斯病（97%）引起，但其他甲状腺疾病如桥本甲状腺炎、甲状腺腺瘤，甲状腺癌、甲状腺功能正常者亦可出现格雷夫斯眼病。

【临床特征】

1. 格雷夫斯眼病的体征与症状

体征	患者比例 /%
眼睑挛缩	91
突眼	62
眼外肌功能障碍	43
视神经损伤	6

续表

体征	患者比例 /%
眼痛	30
流泪	23
复视	19
畏光	18
视物模糊	8
视力下降	2

2.格雷夫斯眼病的活动度评估(clinical activity score,CAS)

（1）自发性球后疼痛。

（2）眼球运动时疼痛。

（3）眼睑红斑。

（4）结膜充血。

（5）结膜水肿。

（6）肉阜肿胀。

（7）眼睑水肿。

以上 7 项各为 1 分，CAS≥3 分为格雷夫斯眼病活动，积分越多，活动度越高。

3.格雷夫斯眼病病情严重度评估标准(EUGOGO,2016)

级别	表现	治疗
极重度（威胁视力）	视神经病变（DON）（或）角膜受损	立即干预治疗
中重度	眼睑挛缩≥2mm 中重度软组织受累 眼球突出≥3mm 间断或持续性复视，轻度角膜外露	活动期：免疫抑制治疗 非活动期：手术治疗

续表

级别	表现	治疗
轻度	轻度眼睑挛缩 <2mm 轻度软组织受累 眼球突出 <3mm 暂时性或无复视 角膜暴露症状对润眼药有效	不需免疫抑制治疗或手术治疗

4. TAO影像学检查

（1）眼科B超：显示病变的位置、形态、边界等，较准确地判断病变的组织结构。

（2）眼眶CT：显示眶内软组织和眼眶骨性结构。

（3）眼眶MRI：观察眼眶结构形态学改变，评判眼病活动度。

【治疗原则】

戒烟，积极控制甲亢，注意眼卫生，多休息眼睛。酌情使用免疫调节治疗。

1. 轻度活动性格雷夫斯眼病

（1）推荐轻度格雷夫斯眼病进行局部处理和危险因素控制，若患者自觉疾病对生活质量的影响较大，可进行免疫抑制剂治疗（活动期）。

（2）推荐6个月疗程硒制剂用于短病程的轻度格雷夫斯眼病患者，可以改善眼部症状及生活质量问卷评分，并防止进展为更严重的状态。

2. 中至重度活动性格雷夫斯眼病

（1）甲泼尼龙中等剂量方案用于治疗中重度活动性格雷夫斯眼病，有对激素反应差、易复发或无法耐受副反应等情况时可通过共同决策的方式，选择二线治疗方案：

1）第二疗程静脉给予糖皮质激素。

2）口服激素＋眶部放射治疗。

3）口服激素＋环孢素。

4）利妥昔单抗。

5）观察监测，对于高 CAS 但对免疫抑制剂反应差或病程冗长的患者，需排除眼窝血管阻塞。

（2）威胁视力的格雷夫斯眼病处理 1：推荐立即处理严重的角膜暴露或更积极地进行手术治疗，以防止出现角膜破裂，角膜破裂应立即行急诊手术。

（3）威胁视力的格雷夫斯眼病处理 2：推荐对于视神经损伤患者立即通过静脉给予超大剂量的激素（500～1 000mg 甲泼尼龙连续使用 3 天或在第一周内隔天使用），如果 2 周内无反应或反应差则立即进行眶减压手术，新近出现的脉络膜褶皱或眼球半脱位需立即行眶减压术；如果患者 2 周内视神经损伤好转，则过渡为中重度活动性格雷夫斯眼病的激素治疗方案继续治疗（强推荐，中等质量）。

【推荐处方】

1. 轻度活动性格雷夫斯眼病

处方 1. （1）硒酵母，200μg/d，口服，2 次/d，疗程 6 个月。

（2）泼尼松，10～25mg/d，口服，3 次/d，1 个月后逐渐减量，最小维持量 5～10mg/d，每日 1 次或隔日 1 次。

处方 2. 严重病例：

甲泼尼龙 0.5～0.75g 0.9% 氯化钠注射液 100ml	静脉滴注，隔日 1 次，总剂量 4～5g，病情缓解后逐渐减至口服维持量。

2. 中重度活动性格雷夫斯眼病

（1）大多数中至重度活动性格雷夫斯眼病

处方 甲泼尼龙，0.5g，1 次/周，静脉滴注，连用 6 周；然后减为 0.25g，1 次/周，连用 6 周，累计剂量 4.5g。

（2）病情严重的中重度活动性格雷夫斯眼病

处方 甲泼尼龙，起始剂量 0.75g，1 次/周，静脉滴注,连用 6 周,然后改为 0.5g,1 次 / 周,连用 6 周,累计剂量 7.5g。

【注意事项】

1. 出于安全性考虑,建议甲泼尼龙单次剂量 <750mg,累计剂量 <8g,同时避免连续 2 天用药。

2. 静脉滴注糖皮质激素是中重度活动性格雷夫斯眼病患者的一线治疗方案,要在能处理可能发生严重并发症的医院接受治疗。

3. 甲泼尼龙治疗前应行转氨酶、肝炎病毒标志物、空腹血糖及肝脏超声检查。禁忌证为近期有病毒性肝炎、明显的肝功能异常、严重心血管疾病、精神心理疾病。糖尿病和高血压应该在良好控制后开始应用。

二、甲状腺功能亢进性心脏病

【概述】

甲状腺功能亢进性心脏病(简称甲亢性心脏病)是指在甲亢的基础上,过量的甲状腺激素对心脏的直接毒性作用或间接影响导致的一系列心血管症状和体征的一种内分泌代谢紊乱性心脏病,是甲亢的严重并发症之一。

【临床特征】

1. **甲亢性心脏病的诊断标准**　在甲亢诊断明确的基础上,满足以下标准:①具备下列一项或多项心脏病症状,房性心律失常(房性心动过速或心房颤动)、心脏扩大、心力衰竭等;②除外其他原因引起的心脏病,如冠心病、高血压性心脏病、风湿性心脏病、肺心病等;③甲亢得到控制以后,心脏病也随之改善或消失。

2. 临床表现

(1)甲亢的临床表现:多数甲亢性心脏病患者有甲亢的症状和体征,但不典型患者(如老年人)或淡漠型患者无典型的甲亢症状和体征,而以心血管异常为突出的临床表现。

(2)心血管系统表现

1)常见症状:心悸、轻度呼吸困难,中度劳动后或伴心力衰竭时较明显。

2)心前区不适:一般为胸闷和胸部沉重感,严重心律失常时可出现典型的心绞痛症状。

【治疗原则】

鉴于药物治疗甲亢的复发率较高,同时心脏病患者的手术风险较大,因此,甲亢性心脏病首选根治性的放射性^{131}I治疗,从而防止甲亢复发时甲亢性心脏病随之发生并加重,甚至成为不可逆病变。只有不适合^{131}I治疗的甲亢性心脏病患者才考虑长期服用抗甲状腺药物治疗。

【推荐处方】

1. 积极应用抗甲状腺药物治疗(如甲巯咪唑30~45mg/d或丙硫氧嘧啶300~600mg/d),待甲亢症状缓解后停药1~2周(服甲巯咪唑需停药1周,服丙硫氧嘧啶需停药2周),然后给予放射性^{131}I治疗。

2. 通常口服^{131}I后2周症状逐渐缓解,如仍感心悸,可酌情加用β受体拮抗剂(如普萘洛尔或美托洛尔),将心率控制在70~90次/min为宜,直至不再依赖药物为止。

3. 对于合并心房颤动的甲亢性心脏病患者,可常规给予抗血小板治疗以预防相关栓塞并发症。

4. 对于已存在不同程度心功能不全的患者可考虑给予治疗心力衰竭的药物,如地高辛和利尿药。

【注意事项】

1. 不主张长期应用抗甲状腺药物治疗,但在^{131}I治疗前的抗甲状腺药物的用量要足,尽量在较短时间内使血T_3和T_4降至正常或基本正常,并尽早行^{131}I治疗。

2．利尿，以降低循环血量和心脏的前后负荷。

3．甲亢性心脏病易引起强心苷中毒，其用量要低。

4．心力衰竭急性期禁用 β 受体拮抗剂。

三、亚临床甲状腺功能亢进症

【概述】

亚临床甲状腺功能亢进症简称亚临床甲亢，指没有临床症状或症状不确切的甲亢类型，虽然血清中甲状腺激素水平在正常范围内，但血清促甲状腺激素（TSH）低于参考范围，并除外可能引起血清 TSH 降低的其他疾病。在甲状腺原有疾病基础上发生的亚临床甲亢属于内源性亚临床甲亢，而摄入较大量 L-T$_4$ 引起的亚临床甲亢属于外源性亚临床甲亢。内源性亚临床甲亢多由于格雷夫斯病、自主高功能性甲状腺结节、多结节性甲状腺肿所致。

【临床特征】

多无临床症状，或可能出现轻微的精神症状。亚临床甲亢可分为低 TSH 型（TSH 0.1～0.4mU/L）和 TSH 抑制型（TSH<0.1mU/L）两个亚型。

【治疗原则】

只有持续性亚临床甲亢才考虑治疗，并根据 TSH 水平将其分为两级：1 级为血清 TSH 水平在 0.1～0.4mU/L和 2 级 TSH<0.1mU/L，应据相关风险大小，按病因、年龄、TSH 水平等进行分层管理。

1．年龄 >65 岁的老年 2 级亚临床甲亢患者，推荐进行治疗以避免相关的心血管、骨质疏松、进展为临床甲亢等风险。

2．年龄 >65 岁的老年 1 级亚临床甲亢患者，如合并有心脏病、糖尿病、肾衰竭、既往卒中或短暂性脑缺血病史等疾病及有心脑血管病等危险因素者，也建议进行治疗。

3. 年龄 <65 岁的年轻患者，不推荐对 1 级和无症状的 2 级患者进行治疗，随访监测即可。对于 2 级年轻患者，若病情持续，有甲状腺激素过多的症状，可进行治疗；对于合并有心血管风险的 2 级年轻患者也建议进行治疗。

4. 亚临床甲亢的治疗和临床甲亢类似，首选抗甲状腺药物治疗。

【推荐处方】

同甲亢。

【注意事项】

持续的未治疗的亚临床甲亢与患者进展为临床甲亢、心血管疾病、骨质疏松风险的升高密切相关。应强调对亚临床甲亢相关并发症进行风险评估，以指导临床制订治疗方案。

四、甲状腺危象

【概述】

甲状腺危象也称甲亢危象，是甲亢在某些应激因素作用下，病情突然恶化，出现高热、烦躁不安、大汗淋漓、恶心、呕吐、心房颤动等，以致发生虚脱、休克、谵妄、昏迷等全身代谢功能严重紊乱，并危及患者生命安全的严重表现的概称，如不及时抢救，死亡率极高。

【临床特征】

早期时患者原有症状加剧，伴中等发热、体重锐减、恶心、呕吐，以后发热常在 39℃ 以上，心率可在 140 次 /min 以上，大汗淋漓、腹痛、腹泻等，甚至出现谵妄、昏迷。

【治疗原则】

迅速减少甲状腺激素合成和释放；迅速阻滞儿茶酚胺

释放；降低周围组织对甲状腺激素的反应；拮抗应激；抗感染治疗；对症支持治疗（吸氧、镇静、降温、纠正水电解质紊乱）。

【推荐处方】

1. 迅速减少甲状腺激素合成

处方　丙硫氧嘧啶，首剂600mg，口服或胃管内注入，继之200mg，每8小时一次。

2. 阻止甲状腺激素释放

处方1. 复方碘溶液，首剂30～60滴，口服，以后5～10滴，每6～8小时1次。

处方2. 碘化钠0.5～1.0g 　　　5%葡萄糖氯化钠 　　　注射液500ml	缓慢静脉滴注12～24小时，病情好转后逐渐减量，危象消除即可停用。

处方3. 碳酸锂，0.5～1.5g，每天分3次口服。

3. 迅速阻滞儿茶酚胺释放

处方　若无心功能不全，用普萘洛尔20～80mg，每6小时口服一次，密切注意心率、血压变化，老年患者宜注意心脏功能，伴哮喘者禁用。

4. 拮抗应激

处方1. 氢化可的松100mg 　　　5%葡萄糖氯化钠注射液 　　　500ml	静脉滴注，每天可用2～3次。
处方2. 地塞米松5mg 　　　5%葡萄糖氯化钠注射液 　　　500ml	静脉滴注，每天可用2～3次。

【注意事项】

据报道甲状腺危象的病死率为20%以上，治疗成功多在治疗后1～2天内好转，1周内恢复。开始治疗后的最初3天是抢救的关键时期，危象恢复后，碘剂及激素可逐渐减量、停用。

第三节　甲状腺功能亢进症合并其他疾病

一、甲状腺功能亢进症合并粒细胞缺乏症

【概述】

甲亢诊断明确，如甲亢症状明显、体征典型，同时伴有白细胞$<4×10^9$/L、中性粒细胞$<1.5×10^9$/L，则为甲亢伴粒细胞减少症；伴有中性粒细胞$<0.5×10^9$/L 为甲亢伴粒细胞缺乏症。

【临床特征】

有甲亢非特异性症状如乏力、心悸、发热等，在影响血液系统时还会出现贫血、血小板减少、紫癜，严重时可出现急性再生障碍性贫血等血液系统表现，外周血常规与骨髓象亦有相应改变。

【治疗原则】

甲亢本身、抗甲状腺药物、血液系统原发病以及诸多的物理、化学等因素的刺激均可引起白细胞减少，应重视病因的检查，积极治疗原发病。在甲亢治疗的过程中应密切观察血常规，严密观察外周血中白细胞的变化对预防粒细胞减少或缺乏的发生具有重要意义。若粒细胞缺乏是由于抗甲状腺药物引起的，应立即停用抗甲状腺药物，同时积极使用升白细胞药物，降低周围组织对甲状腺激素的反应，可选用 β 肾上腺素受体拮抗剂如普萘洛尔及抗感染、对症支持治疗。

【推荐处方】

处方 1. 利可君，20mg，3 次/d。

处方 2. 鲨肝醇，50mg，3 次/d。

处方 3. 维生素 B_4, 20mg, 3 次 /d。

处方 4. 小剂量泼尼松, 15～20mg, 1 次 /d。

处方 5. 若效果不佳, 可使用粒细胞集落刺激因子 (G-CSF), 如重组人粒细胞集落刺激因子 (惠尔血) 75～300μg, 1 次 /d。

【注意事项】

尽管目前甲亢合并粒细胞缺乏症的患者救治成功率较以前大大提高, 但此病病情凶险, 治疗费用昂贵。追溯其病因, 大多为未能按医嘱定期复查血常规, 不能及时观察白细胞变化, 以致延误病情, 因此对患者进行教育指导十分重要。

二、甲状腺功能亢进症合并肝损伤

【概述】

甲亢合并肝损伤十分常见, 临床上主要有两种情况, 一是甲亢合并肝病, 二是抗甲状腺药物或 ^{131}I 致肝损害。甲亢引起的肝损伤主要指格雷夫斯病对肝脏的损害, 格雷夫斯病可累及包括肝脏在内的全身多个器官, 引起肝大、肝功能异常甚至发生黄疸、肝硬化等, 统称为甲亢性肝损害。抗甲状腺药物引起的肝损伤属于药物性肝损害, 多见于用药后 3 个月内。

【临床特征】

甲亢性肝损害的临床症状较轻, 多表现为轻度的消化障碍, 如厌食、纳差、腹泻、乏力、肝区不适或隐痛、肝大, 肝功能检查 GPT (ALT) 和 GOT (AST) 升高多见。明显肝损伤及黄疸主要见于病史较长的重症甲亢患者及伴有心功能不全者。

【治疗原则】

甲亢性肝损害的治疗原则以控制甲亢为主, 辅以保肝治疗，单纯甲亢伴随的轻度肝功能异常不影响抗甲状腺药物的使用；若患者以前从未进行甲亢治疗，应选择MMI，从小剂量开始，并严密观察肝功能变化；若患者原来使用的是PTU，应立即停用，并改用MMI加β受体拮抗剂治疗；若转氨酶指标不超过参考值的3倍，可在严密观察下，用MMI治疗，使用小剂量或中等剂量；若在治疗过程中，转氨酶学指标明显上升，应立即停药，并积极治疗肝病。若转氨酶学指标超过参考值的3倍以上，应在积极护肝的前提下，创造条件尽早进行^{131}I治疗。护肝治疗包括：充分休息，加强营养，可选用维生素、氨基酸、能量合剂等。

【推荐处方】

处方1. 抑制肝细胞损伤、促进肝细胞增殖：

如，复方甘草酸苷 60ml	静脉滴注，
5% 葡萄糖注射液 250ml	1次/d。

处方2. 稳定肝细胞膜、降酶：

如，多烯磷脂酰胆碱 10ml	静脉滴注，
5% 葡萄糖注射液 250ml	1次/d。
保肝：谷胱甘肽 1.2g	静脉滴注，
5% 葡萄糖注射液 250ml	1次/d。

【注意事项】

甲亢引起的肝损伤应排除甲亢合并病毒性肝炎、药物性肝炎等疾病；抗甲状腺药物所致肝损害也应该排除病毒性肝炎、甲亢性肝损害、肝癌、肝硬化等疾病，最重要的是追问患者服药史及药物过敏史，可行相关检查排除其他疾病。

第四节　妊娠期甲状腺功能亢进症

【概述】

甲亢是临床常见的内分泌疾病，以20～40岁的育龄女性多见,因此妊娠期甲状腺功能亢进症(简称妊娠期甲亢)是内分泌科及产科经常面临的问题,妊娠期甲亢的发病率为 0.5%～2%,流产率高达 26%,早产率为 15%。妊娠影响甲亢的病理生理过程,甲亢对妊娠又产生不良作用,甲亢对母体及胎儿均有明显影响,应加强早期诊断及治疗。

【临床特征】

轻症或系统治疗后病情稳定的甲亢对妊娠影响不大,甲亢病情严重者,容易导致严重并发症,甲状腺激素分泌过多,抑制了垂体分泌促性腺激素,容易引起流产、早产、死胎,并使妊娠高血压综合征的发生率增加。

【治疗原则】

已确诊的甲亢患者宜在甲亢治愈后再妊娠,如甲亢患者欲维持妊娠,应及早使甲状腺功能恢复正常。妊娠期甲亢治疗方式首选口服药,其目标是使用最小有效剂量的抗甲状腺药物(antithyroid drug, ATD),在尽可能短的时间内达到和维持血清 FT_4 在参考值的上限(或轻度高于参考值上限),避免 ATD 通过胎盘影响胎儿的脑发育。孕妇不可接受甲状腺摄 ^{131}I 检查,更不能采用同位素治疗甲亢,以免影响胎儿的生长发育。如果药物治疗不奏效或有禁忌而不得不采取手术治疗,手术应选在怀孕 4～6 个月(孕中期)进行,且术前应尽量将患者甲状腺功能控制到正常范围。

【推荐处方】

1. 孕早期

处方 首选丙硫氧嘧啶,50～200mg/d,分 1～3 次服用。

2. 孕中、晚期

处方 甲巯咪唑,5～20mg/d,分 1～3 次服用。

【注意事项】

1. 甲状腺功能控制不宜过严   甲亢孕妇的病情控制要适度,不必将患者的心率、基础代谢率及甲状腺功能(T_3、T_4)等各项指标完全控制在参考值范围内,因为妊娠期孕妇本身的基础代谢及甲状腺功能水平就比普通人略高,因此,将孕妇甲状腺激素水平控制在参考值范围的上限或略高于参考值就完全可以。如果控制得过于严格,反而容易引起母亲及胎儿的甲状腺功能减退。

2. 孕期检查不可放松   促甲状腺激素受体抗体(TRAb)能够通过胎盘,刺激胎儿甲状腺,引起新生儿一过性甲亢(发生率 1%~2%),因此,孕期需要定期测定 TRAb 的浓度,如果 TRAb 明显高于正常,提示可能会发生"新生儿甲亢"。

3. 由于抗甲状腺药物可从乳汁分泌,产后如需继续服药,一般不宜哺乳,如必须哺乳,应选用 PTU,且用量不宜过大。母亲应在哺乳后再服用抗甲状腺药物,并在服用抗甲状腺药物 4 小时后进行下次哺乳。

(王　芳)

第七章
甲状腺功能减退症

第一节 甲状腺功能减退症概述

【概述】

甲状腺功能减退症(简称甲减)是由多种原因引起的甲状腺激素合成、分泌或生物效应不足所致的全身性低代谢综合征。

【临床特征】

1. 按起病年龄可分为 3 型：功能减退始于胎儿或新生儿者称呆小病；起病于青春期发育前的儿童及青春期发病者，称幼年型甲状腺功能减退症；起病于成年者为成年型甲状腺功能减退症；重者可引起黏液性水肿，更为严重者可引起黏液性水肿昏迷。

2. 临床表现

(1)一般表现：易疲劳、怕冷、体重增加、记忆力减退、反应迟钝及嗜睡等。查体可见表情淡漠、面色苍白、皮肤干燥粗糙及声音嘶哑等表现。

(2)消化系统：味觉减退，胃肠蠕动弱，便秘。

(3)心血管系统：窦性心动过缓、心肌收缩力下降，重者可出现心力衰竭、心包积液。

(4)血液系统：可出现正细胞正色素性贫血。

(5)神经系统：成人严重者可出现表情淡漠、腱反射迟钝。

(6)生殖系统：青少年甲减患者可出现青春期启动延迟，成年患者可有生育力、性欲下降。妇女月经紊乱或月经量多,妊娠期出现自发性流产或早产。

3. 实验室检查　血常规可见轻度贫血,胆固醇、甘油三酯、尿酸和肌酸激酶等水平可有不同程度的升高;甲状腺功能提示原发性甲减患者 T_3、T_4 降低, TSH 水平升高;中枢性甲减患者 FT_4 降低, TSH 水平低下或在参考值范围内;在桥本甲状腺炎中甲状腺球蛋白抗体(TgAb)和甲状腺过氧化物酶自身抗体(TPOAb)明显升高。

【治疗原则】

无论何种甲减,均需用甲状腺激素替代,永久性者则需终身服用。

【推荐处方】

处方　左甲状腺素钠, 25～50μg/d,以后每 1～2 周增加 25μg,直至达到治疗目标,达到维持剂量的指标是临床症状改善,甲状腺功能正常。

【注意事项】

1. 甲状腺素片是动物来源的甲状腺干制剂,因其中甲状腺激素 T_3、T_4 含量不稳定和 T_3 含量偏高,目前在常规的甲减替代治疗中已较少使用。

2. 在替代治疗中,遇有妊娠、围手术期、应激、使用某些药物(如糖皮质激素、利福平、卡马西平、氢氧化铝、苯妥英钠、胺碘酮等)时,应适当增加用量;而老年人、合并冠心病者或用雄激素治疗的女性应适当减量。

第二节　不同临床表型的甲状腺功能减退症

一、原发性甲状腺功能减退症

【概述】

由甲状腺腺体病变引起的甲减称为原发性甲状腺功

能减退症,简称原发性甲减,占全部甲减的 95% 以上。主要病因为自身免疫性甲状腺损伤,如桥本甲状腺炎,产后甲状腺炎等,其他原因包括手术及放射性碘治疗导致的甲状腺破坏、碘过量及应用抗甲状腺药物等。

【临床特征】

1. 一般表现　易疲劳、怕冷、体重增加、记忆力减退、反应迟钝及嗜睡等。查体可见表情淡漠、面色苍白、皮肤干燥粗糙及声音嘶哑等表现。

2. 消化系统　味觉减退,胃肠蠕动弱,便秘。

3. 心血管系统　窦性心动过缓、心肌收缩力下降,重者可出现心力衰竭、心包积液。

4. 血液系统　可出现正细胞正色素性贫血。

5. 神经系统　成人严重者可出现表情淡漠、腱反射迟钝。

6. 生殖系统　青少年甲减患者可出现青春期启动延迟,成年患者可有生育力、性欲下降。妇女月经紊乱或月经量多,妊娠期出现自发性流产或早产。

7. 实验室检查　血常规可见轻度贫血,胆固醇、甘油三酯、尿酸和肌酸激酶等水平可有不同程度的升高;甲状腺功能提示 T_3、T_4 降低,TSH 水平升高,在桥本甲状腺炎中 TgAb 和 TPOAb 明显升高。

【治疗原则】

需用甲状腺激素(TH)替代,永久性者则需终身服用。治疗目标为临床甲减症状和体征消失,TSH、TT_4、FT_4 维持在参考值范围内。

【推荐处方】

处方　左甲状腺素钠,$25\sim50\mu g/d$,口服,1 次 /d,以后每 $1\sim2$ 周增加 $25\mu g$,直至达到治疗目标,达到维持剂量的指标是临床症状改善,甲状腺功能正常。

【注意事项】

严重甲减患者由于垂体 TSH 细胞增生可出现垂体增大及蝶鞍扩大，经甲状腺激素替代治疗后可恢复正常，需与垂体瘤鉴别，以避免不必要的手术。

二、中枢性甲状腺功能减退症

【概述】

各种原因引起的垂体或下丘脑功能低下致促甲状腺激素释放激素（TRH）或 TSH 缺乏所致的甲减。多见于垂体外照射、垂体大腺瘤、颅咽管瘤及其他鞍区肿瘤术前或术后。

【临床特征】

1. 一般表现　易疲劳、怕冷、体重增加、记忆力减退、反应迟钝及嗜睡等。查体可见表情淡漠、面色苍白、皮肤干燥粗糙及声音嘶哑等表现。

2. 消化系统　味觉减退，胃肠蠕动弱，便秘。

3. 心血管系统　窦性心动过缓、心肌收缩力下降，重者可出现心力衰竭、心包积液。

4. 血液系统　可出现正细胞正色素性贫血。

5. 神经系统　成人严重者可出现表情淡漠、腱反射迟钝。

6. 生殖系统　青少年甲减患者可出现青春期启动延迟，成年患者可有生育力、性欲下降。妇女月经紊乱或月经量多，妊娠期出现自发性流产或早产。

7. 实验室检查　血常规可见轻度贫血，胆固醇、甘油三酯、尿酸和肌酸激酶等水平可有不同程度的升高；中枢性甲减患者 FT_4 降低，TSH 水平低下或在参考值范围内。

【治疗原则】

需用甲状腺激素替代，永久性者则需终身服用。

【推荐处方】

处方　左甲状腺素钠，$25\sim50\mu g/d$，口服，1 次 /d，以后每 $1\sim2$ 周增加 $25\mu g$，直至达到治疗目标，达到维持剂量的指标是临床症状改善，甲状腺功能正常。

【注意事项】

中枢性甲减因为下丘脑或垂体功能受损，L-T_4 替代治疗应以 FT_4 达到参考值范围上 1/2 作为治疗目标，而不能把 TSH 作为治疗目标。治疗前应同时排查垂体其他功能。

三、亚临床甲状腺功能减退症

【概述】

仅有血清促甲状腺激素（TSH）水平轻度升高，而血清甲状腺激素（FT_4，FT_3）水平正常，患者无甲减症状或仅有轻微甲减症状，称为亚临床甲状腺功能减退症（简称亚临床甲减）。这类患者通常是在常规体检中，或因为一些非特异性症状或高胆固醇血症就诊时被发现，需除外其他原因引起的血清 TSH 升高。

【临床特征】

亚临床甲减通常无症状，然而约 30% 的患者表现出某些症状，仍可提示亚临床甲减的存在，如皮肤干燥（28%），记忆力减退（24%），反应迟钝（22%），肌无力（22%），疲乏（18%），肌肉痉挛（17%），畏寒（15%），眼睑水肿（12%），便秘（8%），声音嘶哑（7%）。

1. 神经行为异常和神经肌肉功能紊乱　如抑郁、记忆力减退、认知障碍和多种神经肌肉症状等在亚临床甲减患者中多有发生；还可表现为骨骼肌异常；尽管甲状腺功能正常，但是亚临床甲减的孕妇的后代智力发育仍然减慢。

2. 对心肺功能的影响　心肌密度测定发现心肌存在异常；静息和运动状态下，亚临床甲减患者的心肌收缩和舒张功能轻微受到影响；在运动负荷下，心输出量、心肌收缩力下降。肺功能测定表现为肺活量下降等。

3. 心血管疾病的危险因素　由于亚临床甲减往往伴有血清总胆固醇（TC）和低密度脂蛋白胆固醇（LDL-C）升高，以及高密度脂蛋白胆固醇（HDL-C）降低，因此被广泛地认为是心血管疾病的危险因素；亚临床甲减患者大动脉粥样硬化和心肌梗死的患病率较高。

【治疗原则】

未治疗的亚临床甲减可能的结局包括：心功能不全的心脏终点事件（包括动脉粥样硬化疾病和心血管性病死率），TC 和 LDL-C 升高，全身性甲减症状或神经心理症状，以及进展为临床型症状性甲减。亚临床甲减患者的治疗，应根据患者的具体情况而定。TSH 浓度为 4.5～10mU/L 者，亚临床甲减与心功能不全的相关性尚未确定，不建议常规给予左甲状腺素钠治疗，但是需要每隔 6～12 个月随访甲状腺功能，监测 TSH 水平；TSH≥10mU/L 者，发生临床型甲减的危险性增加，建议给予治疗，可以改善症状，降低 LDL-C 水平。

【推荐处方】

处方　左甲状腺素钠，25～50μg/d，清晨顿服，逐渐加量，直至血清 TSH 达到正常水平。

【注意事项】

1. 左甲状腺素钠（L-T$_4$）作用慢而持久，半衰期约8 天，开始治疗和改变剂量后，每 6 周检测 1 次血清 TSH 水平；TSH 水平一旦稳定，则改为每年检测 1 次 TSH；如果出现进行性甲状腺功能减退，需要增加左甲状腺素钠的剂量。

2. 推荐在老年人或大于 35 岁的人群中每 5 年筛查 1 次亚临床甲减患者,特别是孕期妇女,不孕症和排卵功能异常者,有甲状腺疾病家族史或个人史者,症状或体检提示甲状腺结节或甲减者,以及 1 型糖尿病或自身免疫功能紊乱的希望妊娠的妇女。

四、黏液性水肿昏迷

【概述】

黏液性水肿昏迷是甲减长期未得到有效治疗、病情加重后的严重状态,诱因多为严重的全身性疾病、L-T$_4$ 治疗中断、感染、手术及使用麻醉或镇静剂等。

【临床特征】

1. 嗜睡、精神异常、木僵甚至昏迷。

2. 患者体征包括低体温、心动过缓、低血压、呼吸衰竭和心力衰竭等。

3. 本病最常发生于伴有心肺疾病的老年甲减患者,预后差,死亡率达 20% 左右。

【治疗原则】

1. 吸氧、保温、保持呼吸道通畅,必要时行气管切开、机械通气等。

2. 尽可能采用静脉给药治疗,积极补液,必要时输血,监测:心肺功能,水、电解质,血 T$_3$,血 T$_4$,皮质醇,酸碱平衡,尿量和血压等。

3. 控制感染,酌情选用抗生素防治肺部、泌尿系感染。

【推荐处方】

处方 1. L-T$_3$,首次静脉注射 100～500μg,以后每 6 小时 10～20μg,至患者清醒改为口服。

处方 2. L-T$_4$，首次静脉注射 100～300μg，以后每天补充 50～100μg，待患者清醒后改为口服。

处方 3. 若没有 L-T$_4$ 注射制剂，可将 L-T$_4$ 片剂（50～100μg，每 4～6 小时 1 次）碾碎后由胃管注入；或 L-T$_3$ 片剂（25～50μg，每 4～6 小时 1 次）碾碎后由胃管注入；或甲状腺干粉片（30～60mg，每 4～6 小时 1 次）经胃管给药，清醒后改为口服。

处方 4. 氢化可的松，首剂 200～300mg，静脉滴注，以后 25～50mg，每 8 小时 1 次，以防止 L-T$_4$ 治疗后相对的肾上腺皮质功能不足，患者清醒后逐渐加量。

【注意事项】

1. 加强保暖，其中通过胃管注入温液体的内保温方法较有效，而外保温可因血管扩张而导致循环衰竭，应避免。

2. 患者对胰岛素、镇静剂、麻醉剂较敏感，可诱发昏迷，故须慎用。

第三节　特殊人群的甲状腺功能减退症

一、妊娠期甲状腺功能减退症

【概述】

妊娠期临床甲减的诊断标准：血清 TSH 超过妊娠期参考值上限，且 FT$_4$ 低于妊娠期参考值下限。妊娠期亚临床甲减的诊断标准：血清 TSH 超过妊娠期参考值上限，且 FT$_4$ 在参考值范围内。如果血清 TSH≥10mIU/L，无论 FT$_4$ 水平如何，均按照临床甲减处理。

【临床特征】

1. 症状　妊娠期甲减最常见的症状有畏寒、疲乏、软弱、无力、嗜睡、神情淡漠、情绪抑郁、反应缓慢，声音低沉或嘶哑，还可出现脱发、皮肤干燥、出汗少，虽食欲差但体重仍有增加。肌肉强直疼痛，可能出现手部的疼痛与烧灼感，或麻木、针刺样异常感觉。胎儿宫内发育迟缓。少数有心悸、气促，也有少数患者无明显的临床症状。

2. 体征　行动、言语迟钝，皮肤苍白、干燥、无弹性，晚期皮肤呈非凹陷性水肿，毛发稀少干枯，无光泽。甲状腺呈弥漫性或结节状肿大。跟腱反射减弱，深反射迟缓期延长。心动过缓，心音低钝。

3. 实验室检查　TSH高于妊娠期参考值上限，可参考以下标准，妊娠早期0.1～2.5mIU/L，妊娠中期0.2～3.0mIU/L，妊娠晚期0.3～3.0mIU/L。

【治疗原则】

1. 妊娠期临床甲减　应立即给予L-T₄足量治疗，使TSH尽快达标，治疗目标是将TSH控制在妊娠期特异性参考范围的下1/2，如无法达到妊娠期特异性参考范围，则可控制在2.5mIU/L以下。治疗目标：T₁期（妊娠早期）0.1～2.5mIU/L，T₂期（妊娠中期）0.2～3.0mIU/L，T₃期（妊娠晚期）0.3～3.0mIU/L。

2. 妊娠期亚临床甲减　TSH>参考值范围上限，不考虑TPOAb是否阳性，均应开始使用L-T₄治疗；TSH>2.5mIU/L且低于妊娠期特异性参考值范围上限（或4.0mIU/L），且合并TPOAb阳性，需考虑L-T₄治疗，若TPOAb阴性则不考虑L-T₄治疗。

3. 妊娠期临床甲减首选L-T₄治疗，不建议使用L-T₃片剂治疗。建议一旦接受L-T₄治疗的甲减患者确定妊娠，L-T₄剂量需增加25%～30%，并按需随时调整剂量，目标是整个妊娠期将TSH维持在妊娠期特异性参考值范围内。

【推荐处方】

处方1. TSH 2.5～5.0mIU/L，L-T₄起始剂量50μg/d。

处方 2. TSH 5.0~8.0mIU/L，L-T$_4$ 起始剂量 75μg/d。

处方 3. TSH>8.0mIU/L，L-T$_4$ 起始剂量 100μg/d。

清晨顿服，根据患者的耐受程度增加剂量，尽快达标。合并心脏疾病者需要缓慢增加剂量。

【注意事项】

1. 建议所有计划妊娠的甲减女性患者妊娠前将甲状腺功能控制在理想状态，TSH 应低于 2.5mIU/L，以减少妊娠早期 TSH 升高的风险。

2. 妊娠期新诊断的临床甲减患者需立即开始 L-T$_4$ 治疗，尽快使甲状腺功能达标；血清 TSH 和 FT$_4$/TT$_4$ 应在妊娠前半期每 4 周监测 1 次，TSH 平稳可以延长至每 6 周 1 次。

3. 产后 L-T$_4$ 剂量应降至妊娠前水平，产后 6 周重新评价甲状腺功能。

二、新生儿甲状腺功能减退症

【概述】

发生于胎儿或新生儿的甲减称为呆小症，又称克汀病。

【临床特征】

1. 新生儿期甲减多发生在地方性甲状腺肿高发地区，起病较急，可在出生后数周至数月发病，由于大脑和骨骼的生长发育受阻，可表现为身材矮小、智力低下和发育迟缓。

2. 新生儿甲减有两种情况：一是一过性甲减，其病因与药物、母亲高碘饮食和母亲 TSH 受体阻断性抗体有关；二是永久性甲减，主要与甲状腺发育不良、甲状腺缺失、TH 合成障碍、TRH/TSH 缺乏等有关。

3. 新生儿甲减的筛查应当在出生后 2~7 天进行，足跟血 TSH 切点值是 10~20mIU/L。筛查阳性者立即复查血清 TSH、FT_4，血清 TSH>9mlU/L，FT_4<7.7pmol/L（0.6ng/dl）是新生儿甲减的可参考诊断标准。

【治疗原则】

新生儿一旦发现甲状腺功能减退应立即接受 T_4 治疗，以尽快恢复正常的甲状腺功能。治疗时机和治疗是否充分与神经系统后遗症相关，因此应尽早和足量治疗。治疗目标是维持血清 TSH<5mlU/L，TT_4、FT_4 在参考值的 50% 上限水平。

【推荐处方】

处方 左甲状腺素钠，起始剂量为 10～15μg/（kg·d），1 次/d，清晨顿服，逐渐加量，直至血清 TSH 达到正常水平。

【注意事项】

1. L-T_4 不要与其他食物混合服用，治疗期间避免食用大豆、含纤维素和铁丰富的食物，这些成分影响 T_4 的生物利用度，服药前最好空腹 30～60 分钟。

2. 新生儿甲减一经确诊应尽快选用 L-T_4 治疗，在 1～2 周内使患者血清 T_4 恢复到正常水平，2～4 周血清 TSH 恢复到正常水平。

3. 在治疗最初的 6 个月，每 2～4 周复查 1 次；6 个月至 1 岁，每 1～2 个月复查 1 次；6 个月至 3 岁，每 3～4 个月复查 1 次；3 岁至生长结束，每 6 个月复查 1 次。

（王 芳）

第八章

甲状腺炎

第一节　甲状腺炎概述

【概述】

甲状腺炎是由病毒感染或自身免疫因素和其他原因所致的甲状腺硬化性或非硬化性炎症改变,其共同特征是甲状腺滤泡结构被破坏,而病因、病理变化、临床特点和预后各不相同。

【临床特征】

1. 同一种类型的甲状腺炎在病程的不同时期不仅可以表现为甲状腺功能亢进,还可表现为甲状腺功能减退,可以表现为弥漫性甲状腺病变,也可以表现为甲状腺结节,有时不同类型的甲状腺炎可以互相转换。

2. 按起病快慢分为急性甲状腺炎、亚急性甲状腺炎和慢性甲状腺炎,亚急性甲状腺炎又进一步分为亚急性肉芽肿性甲状腺炎(亚甲炎)和亚急性淋巴细胞性甲状腺炎(无痛性甲状腺炎),亚急性淋巴细胞性甲状腺炎又进一步分为散发性甲状腺炎和产后甲状腺炎;慢性甲状腺炎包括慢性淋巴细胞性甲状腺炎(桥本甲状腺炎)和慢性纤维性甲状腺炎。

3. 根据病原学分类,可分为细菌性、病毒性、自身免疫性、辐射后、寄生虫性、结核性、梅毒性和艾滋病性等。

【治疗原则】

1. 急性甲状腺炎根据细菌种类选用抗生素治疗。

2. 亚急性肉芽肿性甲状腺炎主要对症处理和针对甲状腺功能异常处理。

3. 亚急性淋巴细胞性甲状腺炎症状常轻微、短暂，一般不需特殊治疗，对于甲亢症状明显者，可予以 β 受体拮抗剂。

4. 慢性淋巴细胞性甲状腺炎伴甲减时用甲状腺激素补充治疗，伴甲亢时可短期抗甲亢治疗。

5. IgG_4 甲状腺炎可使用糖皮质激素治疗。

6. 产后甲状腺炎一般呈自限性，若病情较轻可不予治疗，症状明显者给予药物对症治疗。

【注意事项】

临床上最常见的甲状腺炎是慢性淋巴细胞性甲状腺炎，其次是亚急性肉芽肿性甲状腺炎，亚急性淋巴细胞性甲状腺炎临床上也常看到。从病原学角度最常见的是自身免疫性甲状腺炎。

第二节 不同临床表型的甲状腺炎

一、亚急性甲状腺炎

【概述】

亚急性甲状腺炎主要分为亚急性肉芽肿性甲状腺炎和亚急性淋巴细胞性甲状腺炎两型，两型均为亚急性临床过程，其发病与病毒感染、免疫因素有关，但亚急性淋巴细胞性甲状腺炎的本质是一种自身免疫性甲状腺炎。

【临床特征】

1. 多见于 20～50 岁女性，发病前 1～3 周有上呼吸道感染前驱症状。典型的临床表现分为甲亢期、过渡期、甲减期和恢复期。

2. 甲亢期在发病的第 2～6 周，显著特点是甲状腺部位逐渐或骤然疼痛,伴有发热、不适、乏力等全身症状,可出现一过性怕热、心悸、多汗、易激惹等甲亢症状。

3. 实验室检查提示血沉明显升高,甲状腺功能提示 T_3、T_4 升高,TSH 降低,甲状腺摄碘率降低,出现分离现象;超声显示甲状腺增大,内部低回声区域,局部压痛,边界模糊,低回声内血流稀少,周边血供丰富。

4. 整个病程一般持续 2～4 个月,有的持续半年以上,年复发率 2%。

【治疗原则】

一般治疗和对症治疗;糖皮质激素治疗;针对甲状腺功能异常治疗。

【推荐处方】

处方 1. 非甾体抗炎药,如阿司匹林 0.5～1.0g/d 或吲哚美辛 25mg,3～4 次 /d 口服,疗程约 2 周;疼痛剧烈者可予以依托考昔 120mg/d 口服。

处方 2. 全身症状重、持续高热、甲状腺肿大伴压痛明显者,首选泼尼松 20～40mg/d 口服,1～2 周后逐渐减量,疗程 1～2 个月。

【注意事项】

1. 过快减量或过快停用激素易加重病情,需根据红细胞沉降率(ESR)、C 反应蛋白(CRP)等炎症指标逐渐减量。

2. 甲状腺炎所致的甲状腺功能亢进症状不需要使用抗甲状腺药物和 ^{131}I 治疗,常用 β 受体拮抗剂普萘洛尔对症治疗。

二、慢性淋巴细胞性甲状腺炎

【概述】

慢性淋巴细胞性甲状腺炎是一种较常见的甲状腺自

身免疫性疾病,又称自身免疫性甲状腺炎。日本外科医生 Hakaru Hashimoto 于 1912 年在德国柏林工作期间首次对该甲状腺炎进行了描述,因此又称桥本甲状腺炎(HT)或桥本病。

【临床特征】

1. 中年女性,缓慢起病,病程长,甲状腺呈弥漫性肿大、质地硬韧、无痛或轻压痛、表面光滑、可有结节,局部压迫和全身症状不明显,偶有咽部不适,甲状腺功能正常或异常。从发病到出现甲状腺功能异常通常要经历漫长的时间,可以出现甲状腺功能减退,也可以出现甲状腺功能亢进。

2. 甲状腺功能与慢性淋巴细胞性甲状腺炎发展的不同时期有关。多数甲状腺功能正常,病程长者功能可降低,有时甲状腺功能也可呈现亢进表现。TgAb 和 TPO 明显增高可持续较长时间,80% 达数年,甚至 10 年以上。对慢性淋巴细胞性甲状腺炎的诊断 TPO 优于 TgAb。

3. 甲状腺超声显示弥漫性增大,光点增粗,弥漫性低回声,分布不均匀。甲状腺摄碘率早期可正常,后期降低。

4. 甲状腺穿刺活检有淋巴细胞、淋巴滤泡形成,可有嗜酸性粒细胞增多,甲状腺纤维化改变。

【治疗原则】

针对甲状腺大小和甲状腺功能异常作对症处理。慢性淋巴细胞性甲状腺炎伴有甲减时给予甲状腺激素替代治疗。慢性淋巴细胞性甲状腺炎伴有甲状腺毒症时可使用 β 受体拮抗剂对症处理,一般不需要抗甲状腺药物治疗。

【推荐处方】

1. 慢性淋巴细胞性甲状腺炎伴有甲减

处方 左甲状腺素钠,50~100μg/d,口服,逐渐增量至 200～300μg/d，直到腺体缩小，血 TSH 降至正常。

2. 老年人或有缺血性心脏病者

处方 左甲状腺素钠，12.5～25μg/d，较小剂量用起，口服，缓慢加量。

3. 妊娠期患者

处方 左甲状腺素钠，50～100μg/d，口服，逐渐增加剂量至正常需要量的 25%～50%。

【注意事项】

当怀疑慢性淋巴细胞性甲状腺炎合并甲状腺癌或淋巴瘤时，需采用手术治疗，术后终身 L-T$_4$ 替代治疗。

（王 芳）

第九章
皮质醇增多症

第一节 皮质醇增多症概述

【概述】

皮质醇增多症，即库欣综合征（Cushing syndrome，CS）是由于多种病因引起肾上腺皮质长期分泌过量皮质醇，作用于靶器官，引起的以向心性肥胖、高血压、糖代谢异常、骨质疏松等为典型表现的一种综合征。按病因分类，分为促肾上腺皮质激素（ACTH）依赖性和 ACTH 非依赖性。前者包括垂体分泌 ACTH 的腺瘤和异位分泌 ACTH 的肿瘤，后者是肾上腺肿瘤（腺瘤和腺癌）或增生异常分泌过量皮质醇所致。

【临床特征】

1. 满月脸、水牛背、多血质貌、紫纹、向心性肥胖、痤疮、高血压、糖代谢异常、骨质疏松和易发生病理性骨折、皮肤瘀斑、乏力、皮肤真菌感染、心理异常等症状和体征，女性可能会有多毛、月经稀少、闭经、不孕、雄性化表现，男性可能有阳痿、性欲减退。

2. 皮质醇节律紊乱，血皮质醇增多。24 小时尿皮质醇水平升高。还可能有其他生化指标异常，如血糖、血钾等。

3. 小剂量地塞米松抑制试验不能被抑制（血清皮质醇≥1.8μg/dl）。

4. 肾上腺 CT 及其他影像学检查提示肾上腺皮质增

生,双侧或单侧肾上腺皮质肿块、双侧大或小结节。垂体MRI可能发现垂体增生、结节或腺瘤。

【治疗原则】

治疗目的:治疗原发疾病、控制血压、恢复皮质醇水平和节律、缓解临床症状和体征、治疗相关并发症、保护垂体功能、提高生活质量。

治疗原则:尽量手术治疗去除肿瘤,药物治疗是皮质醇增多症的辅助治疗手段。应用药物治疗要遵循从小剂量开始逐渐加到耐受剂量,以及个体化用药的原则。要防止药物过量导致肾上腺皮质功能减退,防止药物副作用。术前控制库欣综合征引起的高血压、高血糖、低钾血症等。具体治疗药物用法、作用机制和不良反应见表9-1。

表9-1　治疗药物用法、作用机制和不良反应

药物名称	剂量	作用机制	主要不良反应
作用于垂体抑制 ACTH 分泌			
卡麦角林	1～7mg/周,口服,1～2次/周	多巴胺受体激动剂	恶心、呕吐、头晕、精神异常,存在瓣膜病变危险等
帕瑞肽	600～900μg/次,皮下注射,2次/d	生长抑素受体激动剂	胃肠道不良反应、胆石症、胆汁淤积、窦性心动过缓
作用于肾上腺皮质抑制皮质醇合成			
美替拉酮	750～6 000mg/d,口服,分3～4次服用	抑制肾上腺皮质 11β-羟化酶	胃肠道反应、皮疹、多毛(女性)、眩晕、高血压、低血钾等

续表

药物名称	剂量	作用机制	主要不良反应
米托坦	1～12g/d，口服	抑制肾上腺皮质激素合成的多个步骤	恶心、腹泻、头晕、嗜睡、头痛、乏力、致畸等
氨鲁米特	0.5～1.0g/d，分2～4次服用	对皮质醇合成多种酶有抑制作用	嗜睡、头晕、皮疹、食欲缺乏
作用于靶器官拮抗糖皮质激素受体			
米非司酮	300～1 200mg/d，口服，分1～2次服用	糖皮质激素受体拮抗剂	肾上腺皮质功能减退、低钾血症、高血压、皮疹、子宫内膜增生、男性乳腺发育

第二节　不同临床表型的皮质醇增多症

一、库欣病

【概述】

下丘脑-垂体疾病导致分泌过多 ACTH 导致的库欣综合征称为库欣病（Cushing disease），是皮质醇增多症最常见的病因，约占皮质醇增多症总数的 65%～75%。

【临床特征】

1. 满月脸、水牛背、多血质貌、紫纹、向心性肥胖、痤疮、高血压、糖代谢异常、骨质疏松和易发生病理性骨折、皮肤瘀斑、乏力、皮肤真菌感染、心理异常等症状和体征，女性可能会有多毛、月经稀少、闭经、不孕、雄性化表现，男性可能有阳痿、性欲减退。

2. ACTH 和皮质醇均增多，昼夜节律紊乱（0 时睡眠状态下皮质醇≥1.8μg/dl 或 0 时清醒状态下皮质醇≥7.5μg/dl；8 时—9 时 ACTH>20pg/ml）。

3. MRI 或 CT 等影像学发现垂体肿瘤或垂体体积增大。

4. 小剂量地塞米松抑制试验不能被抑制（血清皮质醇≥1.8μg/dl），大剂量地塞米松抑制试验多数可以被抑制（皮质醇下降到对照值 50% 以下）。

5. 双侧岩下窦采样阳性[基础状态时岩下窦与外周血浆 ACTH 比值≥2，促肾上腺皮质激素释放激素（CRH）刺激后，比值≥3]。

【治疗原则】

尽量手术摘除垂体 ACTH 瘤，放射治疗无法定位的垂体微腺瘤、不能手术的大腺瘤或由于各种原因不能进行手术或放疗者，可考虑肾上腺切除，术后均应根据病情应用糖皮质激素替代治疗。手术应注意保护垂体功能。应用药物治疗的适应证为：不适合手术、已经接受了放疗但尚未起效的患者，且一般情况不适宜行双侧肾上腺切除；严重高皮质醇血症患者出现急性精神病、高血压、严重感染等情况时需要及时降低皮质醇水平，为进一步手术创造机会。

【推荐处方】

处方 1. 卡麦角林，1～7mg/ 周，分次口服，1～2次/ 周。

处方 2. 美替拉酮，750～6 000mg，口服，分 3～4 次服用。

处方 3. 米托坦，1～12g/d，口服，分 3～4 次服用。

处方 4. 米非司酮，150～600mg，口服，1～2 次/d。

【注意事项】

1. 应用美替拉酮片时检测指标为血皮质醇含量，而测定尿 17-羟皮质类固醇无临床意义。

2. 应用米非司酮片时不能用血 ACTH 和皮质醇含量作为疗效指标，一般根据临床表现（体重、血压、皮肤改变、血钾等）进行判断，防止药物性肾上腺皮质功能减退症。

3. 应用米托坦片后第 3 天起要补充糖皮质激素和盐皮质激素，并严密监测血药浓度。

4. 若术后患者有肾上腺皮质功能减退表现，可用糖皮质激素替代治疗，如氢化可的松片 10～12mg/(m²·d)，分 2～3 次给药，病情好转后逐渐减量至停药。

5. 库欣病患者合并血糖异常时，可考虑使用降血糖药物，如二甲双胍或胰岛素等。

6. 库欣病患者合并高血压可考虑应用 ACEI、ARB 或钙通道阻滞剂（CCB）治疗。

二、肾上腺肿瘤

【概述】

肾上腺皮质病变引起的非 CRH/ACTH 依赖性库欣综合征，包括肾上腺皮质肿瘤（腺瘤或腺癌）、原发性色素结节性肾上腺皮质增生不良或 CRH/ACTH 非依赖性肾上腺大结节增生，上述病因可引起自主分泌过量的皮质醇，从而抑制中枢的 CRH 和 ACTH 分泌。

【临床特征】

1. 满月脸、水牛背、多血质貌、紫纹、向心性肥胖、痤疮、高血压、糖代谢异常、骨质疏松和易发生病理性骨折、皮肤瘀斑、乏力、皮肤真菌感染、心理异常等症状和体征，女性可能会有多毛、月经稀少、闭经、不孕、雄性化表现，男性可能有阳痿、性欲减退。

2. 皮质醇增多，ACTH 减少，昼夜节律紊乱。

3. MRI 或 CT 等影像学检查发现肾上腺有大 / 小结节、肿块。

4. 小剂量地塞米松抑制试验不能被抑制（血清皮质醇 ≥1.8μg/dl），大剂量地塞米松抑制试验不能被抑制（皮质醇不能下降到对照值 50% 以下）。

【治疗原则】

围手术期防治急性肾上腺功能衰竭，切除肾上腺病变并尽量保留正常组织，术后根据情况须行糖皮质激素短期替代治疗，但应逐渐减量，最多使用半年，以利于下丘脑 - 垂体 - 肾上腺轴恢复，但双侧肾上腺全切患者，须终身服用满足生理需求的替代剂量。

【推荐处方】

1. 围手术期准备

处方 氢化可的松 100～200mg
5% 葡萄糖氯化钠注射液
500～1 000ml

缓慢静脉滴注，根据切除和血压情况调整滴速。

2. 术后处理

（1）术后第一天

处方 氢化可的松 50～100mg
5% 葡萄糖氯化钠注射液
500～1 000ml

缓慢静脉滴注，每 6 小时 1 次，根据血压情况调整滴速。

（2）术后第二、三天

处方 氢化可的松 30～50mg
5% 葡萄糖氯化钠注射液
500～1 000ml

缓慢静脉滴注，每 8 小时 1 次，根据血压情况调整滴速。

（3）术后第四、五天

处方　氢化可的松 30～50mg
5% 葡萄糖氯化钠注射液
500～1 000ml

缓慢静脉滴注，每 12 小时 1 次，根据血压情况调整滴速。

（4）术后第六天及以后

处方　泼尼松，10mg，口服，清晨 8 时；5mg，口服，下午 4 时。

（5）后逐渐改成替代剂量或停用

处方　泼尼松，5mg，口服，清晨 8 时；2.5mg，口服，下午 4 时。

3. 不能手术者

处方 1. 美替拉酮，750～6 000mg，口服，分 3～4 次服用。

处方 2. 米托坦，1～12g/d，口服。

处方 3. 米非司酮，150～600mg，口服，1～2 次 /d。

【注意事项】

1. 肾上腺皮质腺癌患者应用米托坦片后第 3 天起要补充糖皮质激素和盐皮质激素，并密切监测血药浓度。

2. ACTH 非依赖性肾上腺大结节增生者，切除一侧后证实存在异常表达的肾上腺受体亦可以考虑行药物治疗代替另外一侧肾上腺切除。

3 双侧肾上腺切除者要终身服用替代剂量，如泼尼松片，清晨 5mg，下午 4 时 2.5mg，根据情况调整剂量。

三、异位 ACTH 分泌综合征

【概述】

病因为垂体以外的神经内分泌组织分泌 CRH/ACTH 或类似物，促使双侧肾上腺分泌过多的皮质醇，引起一系列库欣综合征的临床表现。约占库欣综合征的 15%。常见病因为肺癌（尤其是未分化型小细胞肺癌），其次是胸腺瘤、类癌、胰岛肿瘤和支气管类癌，偶有甲状腺髓样癌、嗜铬细胞瘤、神经节瘤、神经节母细胞瘤、胃肠肿瘤、前列腺癌等。根据临床表现的典型程度分为显性和隐性异位 CRH/ACTH 综合征。

【临床特征】

1. 显性异位 CRH/ACTH 综合征患者有典型临床表现，隐性者可能临床表现不典型，但易引起严重低血钾、碱中毒、高血压、肌无力或肌萎缩症状。

2. ACTH 和皮质醇均增多，昼夜节律紊乱（0 时睡眠状态下皮质醇≥1.8μg/dl 或 0 时清醒状态下皮质醇≥7.5μg/dl；8 时—9 时 ACTH>20ng/L）。

3. MRI 或 CT 等影像学可发现有原发肿瘤灶。

4. 小剂量地塞米松抑制试验不能被抑制（血清皮质醇≥1.8μg/dl），大剂量地塞米松抑制试验多数不被抑制（皮质醇不能下降到对照值50% 以下）。

5. 双侧岩下窦采样阴性[基础状态时岩下窦与外周血浆 ACTH 比值<2, CRH 刺激后比值<3]。

【治疗原则】

如异位分泌 ACTH 的肿瘤定位明确，首选手术治疗；如果其肿瘤已转移或难以定位、症状严重或首次手术失败的患者可考虑行双侧肾上腺切除或应用药物减少皮质醇的合成或在外周发挥作用，纠正低血钾或对症处理。

【推荐处方】

处方 1. 美替拉酮，750～6 000mg，口服，分 3～4 次服用。

处方 2. 米托坦，1～12g/d，口服。

处方 3. 米非司酮，150～600mg，口服，1～2 次/d。

【注意事项】

1. 应用美替拉酮片时检测指标为血皮质醇含量，而测定尿 17- 羟皮质类固醇无临床意义。

2. 应用米托坦片后第 3 天起要补充糖皮质激素和盐皮质激素，并严密监测血药浓度。

3. 应用米非司酮片每天剂量可以为 5~22mg/kg，由于不能用血 ACTH 和皮质醇含量作为疗效指标，一般要根据临床表现（体重、血压、皮肤改变、血钾等）进行判断，防止药物性肾上腺皮质功能减退症。

（赵少俐）

第十章
原发性醛固酮增多症

第一节　原发性醛固酮增多症概述

【概述】

原发性醛固酮增多症（primary aldosteronism, PA），简称原醛症，是指肾上腺皮质病变引起醛固酮分泌异常增多，使肾素分泌受抑制，过量的醛固酮导致潴钠排钾，血容量增多，临床表现为高血压伴或不伴低血钾。

【临床特征】

1. 高血压伴或不伴低钾血症（9%～37% 存在），高血压一般药物难以控制。

2. 可有乏力、周期性瘫痪、夜尿增多、心律失常、血糖异常，甚至发育迟缓等，以及过多的醛固酮和低血钾引起的靶器官损害。

3. 有尿钾排出异常增多（血钾<3.5mmol/L 时尿钾>25mmol/L，血钾<3.0mmol/L 时尿钾>20mmol/L）。

4. 血浆醛固酮 / 肾素活性比值（ARR）：血浆醛固酮（ng/dl）/ 肾素活性[ng/(ml·h)]>30。

5. 血浆肾素活性<1ng/(ml·h)或肾素活性低于参考值下限，合并 ARR 比值增高。

6. 静脉生理盐水滴注试验后血清醛固酮>10ng/dl。

7. 卡托普利试验醛固酮不被抑制（小于 30%）。

8. 肾上腺 CT 检查发现肾上腺皮质单侧或双侧存在

增生、结节或腺瘤。

9. 肾上腺静脉采血可以区分双侧肾上腺有无优势分泌侧。

【治疗原则】

根据患者的病因和患者对药物的反应性来选择治疗方案。主要有手术和药物两种方式。特发性和家族性醛固酮增多症首选药物治疗；若患者不能耐受手术或不愿行手术治疗可行药物治疗；术前用药物控制血压和低钾血症，术后注意早期高钠饮食和必要的盐皮质激素的替代治疗。

药物治疗主要有：非选择性和选择性醛固酮受体拮抗剂、血管紧张素转化酶抑制剂（ACEI）、血管紧张素受体拮抗剂（ARB）、二氢吡啶类钙通道阻滞剂、钠通道阻滞剂等。非选择性醛固酮受体拮抗剂——螺内酯是目前国内治疗原发性醛固酮增多症的一线用药，副作用为男性乳腺发育、勃起功能障碍等，女性易引起月经紊乱；选择性醛固酮受体拮抗剂——依普利酮，其副作用较螺内酯明显减少，但国内不易获得。钠通道阻滞剂——阿米洛利可以阻断肾远曲小管钠通道，可以起到保钾排钠作用，改善低钾血症。坎利酮、坎利酸钾是螺内酯的中间代谢产物的活性成分，减少了抗雄激素和抗孕激素的作用，从而减少了药物副作用。ACEI、ARB 对部分特发性醛固酮增多症有效，亦可以协同螺内酯一起控制血压。钙通道阻滞剂可以协同螺内酯控制血压，减轻原发性醛固酮增多症的临床表现。

第二节 不同临床表型的原发性醛固酮增多症

一、醛固酮瘤

【概述】

醛固酮瘤在原发性醛固酮增多症中最多见，约占

35%，单侧肾上腺皮质瘤多见，也可双侧，但少见。单侧肾上腺瘤时同侧或对侧肾上腺可有增生、结节或萎缩。

【临床特征】

1. 高血压伴或不伴低钾血症，高血压一般药物难以控制。

2. 过多的醛固酮以及低钾血症引起的症状和靶器官损害。

3. 尿钾排出异常增多。

4. ARR：血浆醛固酮（ng/dl）/肾素活性［ng/（ml·h）］>30。

5. 血浆肾素活性<1ng/（ml·h）或肾素活性低于参考值下限，合并 ARR 增高。

6. 静脉生理盐水滴注试验和卡托普利试验阳性。

7. 肾上腺 CT 检查发现肾上腺皮质单侧或双侧存在结节或腺瘤。

8. 肾上腺静脉采血可以区分醛固酮瘤有无优势分泌侧。

【治疗原则】

首选手术切除瘤体。若患者不能耐受手术或不愿行手术治疗可行药物治疗。

【推荐处方】

处方 1. 螺内酯，20～200mg，口服，3～4 次 /d。

处方 2. 依普利酮，25～100mg，口服，1～2 次 /d。

处方 3. 培哚普利，4mg，口服，1 次 /d。

处方 4. 阿米洛利，10～20mg，口服，1～2 次 /d。

处方 5.（1）螺内酯，20～100mg，口服，3～4 次 /d。

（2）ACEI/ARB，如培哚普利，4mg，口服，1 次 /d。

处方 6.（1）螺内酯，20～200mg，口服，3～4 次 /d。

（2）氨氯地平，2.5～10mg，口服，1 次 /d。

处方 7.（1）依普利酮，25～100mg，口服，1～2 次 /d。

（2）ACEI/ARB，如培哚普利，4mg，口服，1 次 /d。

处方 8.（1）依普利酮，25～100mg，口服，1～2 次 /d。

（2）CCB，如氨氯地平，2.5～10mg，口服，1 次 /d。

【注意事项】

应用螺内酯和依普利酮治疗须监测血钾、血压、肾功能、乳腺发育等。在 GFR<60ml/（min•1.73m^2）时慎用，禁用于肾功能不全者，以免引起高钾血症。

二、特发性醛固酮增多症

【概述】

特发性醛固酮增多症（IHA）简称特醛症，症状多不典型，在成人原发性醛固酮增多症中占 60%。病理呈双侧肾上腺球状带增生，可伴有结节样改变。对血管紧张素Ⅱ敏感。

【临床特征】

1. 高血压伴或不伴低钾血症（9%～37% 存在），临床症状较腺瘤轻。

2. 过多的醛固酮以及低钾血症引起的症状和靶器官损害。

3. ARR：血清醛固酮（ng/dl）/ 肾素活性[ng/（ml•h）]>30。

4. 肾素活性虽低，但对体位试验和其他刺激仍有反应。

5. 静脉生理盐水滴注试验阳性。

6. 卡托普利试验服药后醛固酮可下降。

7. 肾上腺 CT 检查发现肾上腺皮质单侧或双侧存在

增生或伴有结节。

【治疗原则】

首选药物治疗。螺内酯为一线用药,可以辅助应用 ACEI、ARB 和 / 或钙离子通道拮抗剂。当患者应用药物不耐受或因副作用不能接受药物治疗时,可考虑行手术切除优势或体积较大的单侧肾上腺,高血压控制率约 19%。

【推荐处方】

处方 1. 螺内酯,20～200mg,口服,3～4 次 /d。

处方 2. 依普利酮,25～100mg,口服,1～2 次 /d。

处方 3. ACEI/ARB,如培哚普利,4mg,口服,1 次 /d。

处方 4. 阿米洛利,10～20mg,口服,1～2 次 /d。

处方 5. (1)螺内酯,20～100mg,口服,3～4 次 /d。

(2)ACEI/ARB,如培哚普利,4mg,口服,1 次 /d。

处方 6. (1)螺内酯,20～200mg,口服,3～4 次 /d。

(2)CCB,如氨氯地平,2.5～10mg,口服,1 次 /d。

处方 7. (1)依普利酮,25～100mg,口服,1～2 次 /d。

(2)ACEI/ARB,如培哚普利,4mg,口服,1 次 /d。

处方 8. (1)依普利酮,25～100mg,口服,1～2 次 /d。

(2)CCB,如氨氯地平,2.5～10mg,口服,1 次 /d。

三、糖皮质激素可治性醛固酮增多症

【概述】

发病年龄轻,多青少年发病,可为家族性常染色体显性遗传,也可散发。病因为编码醛固酮合酶的基因 CYP11B2 与编码皮质醇合酶的基因 CYP11B1 非等位交换形成嵌合体导致醛固酮合酶在束状带表达,并受 ACTH 调控,对血管紧张素 II 刺激反应差。肾上腺可从轻度弥漫增生到严重的结节样增生，病理表现是束状带明显增生。

【临床特征】

1. 可呈家族性。发病年龄早，易并发脑血管意外。

2. 有高血压、过多的醛固酮以及低钾血症引起的症状和靶器官损害。

3. ARR：血清醛固酮（ng/dl）/肾素活性[ng/（ml·h）]>30。

4. 应用糖皮质激素可使醛固酮下降。

5. 静脉生理盐水滴注试验和卡托普利试验阳性。

6. 肾上腺 CT 检查发现肾上腺皮质双侧存在增生或伴有结节。

【治疗原则】

首选药物治疗。应用糖皮质激素治疗，建议服用长效或中效糖皮质激素，小剂量应用，根据血压、血钾和 ACTH 调整剂量。血压控制不满意者，尤其是儿童，可以加用依普利酮。

【推荐处方】

处方 1. 地塞米松，0.125～0.25mg，口服，睡前服用，1次/d。

处方 2. 泼尼松，2.5～5mg，口服，睡前服用，1次/d。

【注意事项】

1. 过量糖皮质激素治疗会导致医源性库欣综合征，影响儿童生长发育，建议使用最少剂量的糖皮质激素使患者血压或血钾维持在参考值范围，如血压控制不佳，可联用醛固酮受体拮抗剂。

2. 应用糖皮质激素应观察患者血糖、胃部不适、感染和骨质疏松症情况。若血糖升高可考虑行二甲双胍或胰岛素治疗；胃部不适可餐后服用或应用泮托拉唑片（40mg，口服，每日 1 次）治疗；骨质疏松症可行碳酸钙片（0.6g，口服，每日 2 次）加维生素 D（400IU，口服，每日 2 次）治疗。

（赵少俐）

第十一章
肾上腺皮质功能减退症

第一节 肾上腺皮质功能减退症概述

【概述】

肾上腺皮质功能减退症(adrenocortical insufficiency)根据病因分为原发性和继发性两类。原发性肾上腺皮质功能减退症又称为艾迪生病(Addison病),系自身免疫、结核、感染、肿瘤等破坏双侧绝大部分(>80%)肾上腺组织致肾上腺皮质激素分泌不足和反馈性血浆 ACTH 水平升高而引起;继发性肾上腺皮质功能减退症则指下丘脑、垂体等病变引起肾上腺皮质激素不足伴血浆 ACTH 水平正常或降低。

根据肾上腺皮质功能不足的程度和临床表现的缓急可分为慢性和急性两种。慢性肾上腺皮质功能减退症多见于中老年人,幼年少见;结核性肾上腺皮质功能减退症的男性多于女性,自身免疫所致"特发性"患者以女性多见。急性肾上腺皮质危象多继发于希恩综合征或在原有慢性肾上腺皮质功能减退症基础上遇应激、手术、创伤、感染等情况而诱发,病情急甚至危及生命。

【临床特征】

1. 慢性肾上腺皮质功能减退症 起病隐匿,病情缓慢加重,常见临床表现包括虚弱、疲乏、厌食、恶心、腹泻、肌肉痛、关节痛、腹痛和体位性眩晕等。原发性者最具特征性的表现是皮肤黏膜色素沉着,呈棕褐色且有光泽,全身性分布，以暴露及易摩擦部位更为显著，牙龈、舌表面和颊黏膜也常有色素沉着。继发性者非但没有色素沉着，反而出现肤色苍白、血压偏低、直立性低血压、低血糖及低血钠；性功能减退，表现为女性阴毛、腋毛脱落、稀疏，月经失调或闭经，男性性欲减退、阳痿等。若伴有其他疾病者如自身免疫性甲状腺炎，可有甲减表现；下丘脑或垂体占位病变者可有头痛、尿崩症、视力下降和视野缺失等；结核性者常有低热、盗汗等。

2. 急性肾上腺皮质危象 病情急甚或危及生命，常有高热、恶心、呕吐、腹痛或腹泻、脱水、血压下降、心动过速、四肢厥冷、虚脱、极度虚弱无力、反应淡漠或嗜睡甚至昏迷，但也可表现为烦躁不安、谵妄、惊厥。伴肾上腺出血者还可出现腹部和胸背部疼痛，低血糖昏迷。其促发因素常有感染、创伤、手术、分娩、过劳、大量出汗、呕吐、腹泻或突然中断激素替代治疗等。

3. 血清皮质醇、24 小时尿皮质醇常低于正常。

4. 原发性者的血 ACTH 明显增高，但继发性者的 ACTH 水平明显降低或在参考范围低限。

5. ACTH 兴奋试验后血清皮质醇≥200μg/L 为正常，若 <200μg/L 提示垂体 - 肾上腺轴有功能障碍。

6. 可出现低钠高钾血症，低血糖、低血压等。

7. 肾上腺区 CT 结核引起的肾上腺皮质功能减退症可示肾上腺增大及钙化阴影；自身免疫所致者肾上腺不增大。

【治疗原则】

对肾上腺皮质功能减退症的治疗包括急性期时的紧急治疗、激素替代治疗及病因治疗。激素替代治疗应遵循以下原则：

1. 长期坚持。

2. 尽量替代个体化，避免药物过量引起骨质疏松等激素不良反应。

3. 对原发性肾上腺皮质功能减退症患者必要时可补充盐皮质激素。

4. 应激时应增加激素剂量。

5. 补充激素应模拟其昼夜分泌的生理节律。氢化可的松最符合生理特性，但血药浓度波动大，醋酸可的松需经肝脏转化为氢化可的松，因而肝功能异常者需注意。也可选用中效的泼尼松，但其潴钠作用较弱。因肾上腺结核所致的肾上腺皮质功能减退症则需要抗结核治疗。

【推荐处方】

1. 糖皮质激素替代

处方 1. 氢化可的松，每日 8 时 20mg，下午 4 时 10mg，口服。

处方 2. 醋酸可的松，每日 8 时 25mg，下午 4 时 12.5mg，口服。

处方 3. 泼尼松，每日 8 时 5mg，下午 4 时 2.5mg，口服。

2. 盐皮质激素替代

处方 1. 9α-氟氢可的松，0.05～0.15mg，每日 8 时口服。

处方 2. 醋酸去氧皮质酮油剂，每日 1～2mg，或隔日 2.5～5mg，肌内注射（不能口服者）。

处方 3. 去氧皮质酮三甲基醋酸，25～50mg/次，肌内注射，潴钠作用持续 3～4 周。

处方 4. 中药甘草流浸膏，每日 20～40ml，稀释后口服。

【注意事项】

1. 应教育患者及家属了解此病需终身治疗。同时在饮食上可适当增加食盐摄入。

2. 判断替代剂量是否合适主要依靠患者的症状和体征。血 ACTH 水平不作为剂量是否合适的标志。

3. 在增加工作量、活动量及感染、创伤、手术等应激时，应适当增加激素替代量。

4. 多数患者在服用氢化可的松（或可的松）和充分摄盐后即可获满意效果。若患者仍感头晕、乏力，血压偏低、血浆肾素活性增高，则需加服盐皮质激素。

5. 根据疗效调节剂量，如有水肿、高血压、低血钾，则应减量；相反，原症状改善不明显且伴低血压、高血钾，则应适当加量。

6. 继发性肾上腺皮质功能减退症一般不需要盐皮质激素替代。

第二节　妊娠期和围手术期肾上腺皮质功能减退症

一、妊娠期肾上腺皮质功能减退症

【推荐处方】

1. 妊娠期

处方 1. 氢化可的松，15～20mg/d 或 20～30mg/d，口服，分 2～3 次服用。

处方 2. 氟氢可的松，0.05～0.20mg，口服，1 次 /d（原发性肾上腺皮质功能减退症需要同时补充盐皮质激素）。

2. 预产期

处方　氢化可的松，50mg，肌内注射，每 6 小时 1 次。

3. 分娩期

（1）产程顺利

处方　氢化可的松，25mg，静脉滴注，每 6 小时 1 次。

（2）分娩时间延长

处方　氢化可的松，100mg，静脉滴注，每 6 小时 1 次。

4.分娩后

处方 氢化可的松逐渐减量,3天后减至维持量。

【注意事项】

1.肾上腺皮质功能减退症合并妊娠者不推荐使用人工合成的糖皮质激素。

2.妊娠早期有严重恶心和呕吐者,可能需要肌内注射地塞米松注射液(1mg/d)。

3.尽量根据体重进行调整,某些患者在妊娠晚期(后3个月)需适当增大激素剂量。

4.如可能,推荐使用定时释放的氢化可的松片剂或持续皮下输注给药。

5.补充盐皮质激素时,若患者不能口服,应给予醋酸去氧皮质酮油剂(2mg/d)肌内注射。因孕酮是盐皮质激素的拮抗剂,妊娠晚期的盐皮质激素应加量,预产期肌内注射直至分娩。

二、围手术期肾上腺皮质功能减退症

【推荐处方】

1.接受小手术、局麻 不必增加糖皮质激素用量。

2.接受中型手术前

处方 氢化可的松,50～100mg,静脉注射。

3.接受大型手术

1.术前

处方 氢化可的松,100mg,肌内注射。

2.术中

处方 氢化可的松,50mg,肌内注射或静脉滴注,6～8小时1次直至24小时。

3.术后

处方 氢化可的松,25mg,肌内注射或静脉滴注,每8小时1次,维持3～5天后恢复口服用药。

【注意事项】

1. 如果有发热、低血压或其他并发症,应增加氢化可的松至 200～400mg/d。一旦病情稳定,及时停用或减量维持。

2. 恢复口服用药时,注意补充氟氢可的松。

3. 单侧肾上腺切除术后的患者一般不必补充糖皮质激素,但双侧肾上腺切除术后患者,尤其是原有库欣综合征者,必须给予糖皮质激素。

第三节　肾上腺皮质危象

【概述】

肾上腺皮质危象多继发于希恩综合征或在原有慢性肾上腺皮质功能减退症的基础上,遇应激、手术、创伤、感染等情况而诱发。

【临床特征】

病情急甚至危及生命,常有高热、恶心、呕吐、腹痛或腹泻、脱水、血压下降、心动过速、四肢厥冷、虚脱、极度虚弱无力、反应淡漠或嗜睡甚至昏迷,但也可表现为烦躁不安、谵妄、惊厥。伴肾上腺出血者还可出现腹部和胸背部疼痛,低血糖昏迷。其促发因素常有感染、创伤、手术、分娩、过劳、大量出汗、呕吐、腹泻或突然中断激素替代治疗等。

【治疗原则】

肾上腺危象是危及生命的急症,当临床高度怀疑急性肾上腺皮质危象时,在采血测定 ACTH 和皮质醇后应立即开始治疗,包括大剂量糖皮质激素,纠正低血容量和电解质紊乱,全身支持疗法和去除诱因。

【推荐处方】

1. 第1天

处方　氢化可的松，100～200mg，静脉推注，后每6小时静脉滴注50mg，24小时总量为300～400mg。

2. 第2～3天

处方　氢化可的松，200mg，分次静脉滴注。

3. 第4～5天

处方1. 氢化可的松，每日8时40mg，下午4时20mg，口服。

处方2. 醋酸可的松，每日8时50mg，下午4时25mg，口服。

处方3. 泼尼松，每日8时10mg，下午4时5mg，口服。

4. 第6～7天

处方1. 氢化可的松，每日8时20mg，下午4时10mg，口服。

处方2. 醋酸可的松，每日8时25mg，下午4时12.5mg，口服。

处方3. 泼尼松，每日8时5mg，下午4时2.5mg，口服。

【注意事项】

1. 首先是预防，已有慢性肾上腺皮质功能减退症者，在发热、手术等应激状态时应适当增加激素补充，以避免危象发生。

2. 肾上腺皮质功能减退症患者突然补充大剂量糖皮质激素的主要不良反应是精神失常、低钾血症和感染。大剂量糖皮质激素亦可引起消化道黏膜糜烂及出血，使原有消化性溃疡加重，两者均可进一步发展引起消化道出血和穿孔。积极补钾和早期应用抗生素可以有效预防低钾血症和感染。

3. 一般认为，肾上腺危象时总脱水量不超过总体液量的 10%，估计液体补充量约为正常体重的 6%，开始 24 小时内可补葡萄糖氯化钠注射液 2 000～3 000ml，补液量应根据失水程度、患者年龄及心肾功能而定。

（熊　静）

第十二章

嗜铬细胞瘤和副神经节瘤及其危象

第一节　嗜铬细胞瘤和副神经节瘤

【概述】

嗜铬细胞瘤是指起源于肾上腺髓质的嗜铬细胞的肿瘤，合成、分泌过量的儿茶酚胺（肾上腺素、去甲肾上腺素和/或多巴胺），从而引起高血压、代谢紊乱及靶器官损伤的临床综合征。严重时可并发高血压危象、休克、急性心力衰竭、心肌梗死、非心源性肺水肿、肠梗阻等。副神经节瘤是指起源于肾上腺外，主要是胸部、腹部、盆腔等脊柱旁交感神经链和头颈部、颅底的副交感神经链的嗜铬细胞的肿瘤，也可以分泌过多的儿茶酚胺，引起相似症状。二者合称为嗜铬细胞瘤/副神经节瘤（pheochromocytoma and paraganglioma，PPGL）。目前认为 PPGL 都具有转移潜能，故把 PPGL 分为转移性和非转移性。

【临床特征】

1. 波动性高血压　阵发性、持续性或持续性基础上进一步升高；血压不易控制；或高血压与低血压交替出现；正常血压；甚至直立性低血压。
2. 头痛、心悸、出汗是典型临床表现的三联征。
3. 儿茶酚胺分泌过多造成靶器官损害的表现。

4．可引起代谢紊乱 如高血糖，甚至酮症酸中毒；低钾血症等。

5．可作为多发性内分泌腺瘤病（MEN）、神经纤维瘤病 1 型、脑视网膜血管瘤病（又称 VHL 综合征）的组成成分，合并甲状腺、甲状旁腺、胰腺、垂体、视网膜及肾脏等器官的肿瘤。

6．血、尿儿茶酚胺及其中间代谢产物甲氧基肾上腺素（MN）、甲氧基去甲肾上腺素（NMN）和终末代谢物 3-甲氧 -4- 羟基扁桃酸（VMA）显著升高。

7．影像学检查可发现肿瘤，肿瘤密度不均。

【PPGL 筛查对象】

1．有波动性高血压伴有头痛、心悸、出汗或 / 和直立性低血压的患者。

2．服用多巴胺受体拮抗剂、阿片类、单胺氧化酶抑制剂、拟交感神经药、5- 羟色胺再摄取抑制剂等药物后有 PPGL 相关症状发作。

3．肾上腺意外瘤。

4．有 PPGL、MEN、VHL 综合征或神经纤维瘤的家族史。

5．既往有 PPGL 的患者。

6．血糖异常但不伴有高胰岛素血症。

7．不能用甲亢或神经官能症解释的怕热、多汗、心悸。

【治疗原则】

首选 α 受体拮抗剂控制血压，可在 α 受体拮抗剂的基础上联合用药，尽可能避免术前、麻醉中、术中、术后血压波动，可与 CCB、硝普钠、β 受体拮抗剂、ACEI/ARB 合用。口服治疗药物剂量及主要不良反应见表 12-1。β 受体拮抗剂一定在 α 受体拮抗剂充分应用 3～4 天后再应用，以避免诱发急性肺水肿和左心衰竭；充分补液；纠正代谢紊乱（低血钾、高血糖等）；改善和治疗儿茶酚胺引起的靶器官损伤；防治 PPGL 危象；充分准备后尽早行手术切除肿瘤；转移性 PPGL 若不能手术，可考虑行放疗、化疗、靶向治疗等；术后观察是否存在肾上腺皮质功能减退和血压大幅波动。转移性 PPGL 应在 α 受体拮抗剂基础上应用化疗、^{131}I- 间碘苄胍(^{131}I-MIBG)治疗、射频 / 冷冻消融、氩氦刀或介入治疗。

表 12-1　口服治疗药物剂量及主要不良反应

口服降压药物	每天剂量 /mg	分服次数	主要不良反应
钙通道阻滞剂			
二氢吡啶类：			踝部水肿，头痛，潮红
氨氯地平	2.5～10	1	
左旋氨氯地平	1.25～5	1	
非洛地平缓释片	2.5～10	1	
拉西地平	4～8	1	
硝苯地平缓释片	10～20	1～2	
硝苯地平控释片	30～60	1	
尼卡地平	40～80	2	
尼群地平	20～60	2～3	
贝尼地平	2～8	1	
乐卡地平	10～20	1	
β 受体拮抗剂			支气管痉挛，心功能抑制
比索洛尔	2.5～10	1	
美托洛尔缓释片	47.5～190	1	
美托洛尔	50～100	2	
阿替洛尔	12.5～50	1～2	
血管紧张素转化酶抑制剂			咳嗽，血钾升高，血管性水肿
贝那普利	5～40	1	

续表

口服降压药物	每天剂量 /mg	分服次数	主要不良反应
培哚普利	4～8	1	
赖诺普利	2.5～40	1	
雷米普利	1.25～20	1	
福辛普利	10～40	1	
依那普利	2.5～40	2	
卡托普利	25～300	2～3	
西拉普利	1.25～5	1	
咪达普利	2.5～10	1	
血管紧张素受体拮抗剂			血钾升高,血管性水肿(罕见)
缬沙坦	80～160	1	
厄贝沙坦	150～300	1	
替米沙坦	20～80	1	
氯沙坦	50～100	1	
坎地沙坦	4～16	1	
奥美沙坦	20～40	1	
阿利沙坦	240	1	
α 受体拮抗剂			直立性低血压
特拉唑嗪	1～20	1～2	
哌唑嗪	1～10	2～3	
酚苄明	10～40	2	
多沙唑嗪	1～16	1	

【推荐处方】

处方 1. α 受体拮抗剂,如酚妥拉明,2.5～5mg 静脉注射后,0.5～1mg/min 静脉泵入。

或 乌拉地尔,10～50mg 静脉注射后改为静脉泵入,初始速度可达 2mg/min,维持给药速度为 9mg/h,据血压调整剂量。

处方 2. α 受体拮抗剂, 如特拉唑嗪, 1～20mg, 口服, 1～2 次 /d。

或 哌唑嗪, 1～3mg, 口服, 每4～6 小时 1 次。

或 酚苄明, 10～20mg, 口服, 2～3 次 /d。

【注意事项】

1. β 受体拮抗剂一定在 α 受体拮抗剂充分应用 3～4 天后应用, 以避免诱发急性肺水肿和左心衰竭。

2. 术前准备好的标准　血压控制正常或波动小、无直立性低血压、无代谢紊乱、红细胞比容<0.45、轻度鼻塞、四肢皮温好、甲床红润、体重增加。

3. 应用 α 受体拮抗剂可从小剂量开始, 逐渐加量, 要充分补液, 防止直立性低血压。

4. 钙通道阻滞剂可以抑制儿茶酚胺释放并扩张小动脉, 可与 α 受体拮抗剂合用。

5. 硝普钠可以扩张外周血管控制血压, 可用于嗜铬细胞瘤高血压危象的救治。

6. 乌拉地尔静脉输液的最大药物浓度为 4mg/ml。

第二节　嗜铬细胞瘤和副神经节瘤危象

【概述】

PPGL 不只分泌儿茶酚胺, 还分泌多巴胺、血管活性肠肽(VIP), VIP 可以降低血压。所以, 临床发作时 PPGL 的表现是多种多样的, 当肿瘤突然分泌、释放大量的儿茶酚胺或有诱发因素时会出现 PPGL 危象, 从而危象的临床表现也是多种多样的。

【临床表现】

1. 高血压危象　血压持续升高并大于 200/100mmHg,

可有意识障碍、脑出血、心肌梗死等。

2. 高血压与低血压交替出现,甚至持续低血压。血压可以在 50～200/30～120mmHg 波动,甚至直接是低血压状态,后者情况少见。

3. 大量的儿茶酚胺本身对心脏有毒性作用,合并高血压可以引起急性心力衰竭、心肌梗死、严重的心律失常、心搏骤停。

4. 过多的儿茶酚胺可以使胃肠道黏膜血管持续收缩甚至引起闭塞性动脉炎,导致消化道大出血、急腹症、顽固性便秘、胆石症。

5. 儿茶酚胺可使肺毛细血管内皮损伤、肺动脉压力增加、细胞内液渗出,从而导致急性非心源性肺水肿,急性呼吸窘迫综合征(ARDS)。

6. 高热　儿茶酚胺使代谢率增加,以热能形式释放,加上皮肤血管收缩,皮肤不易散热,从而引起高热、超高热甚至休克。

7. 脑水肿。

【治疗原则】

去除诱因(创伤、应激、碰触肿瘤、药物等因素);静脉应用 α 受体拮抗剂,从小剂量开始,密切观察血压、心率,根据病情调整剂量;保护靶器官,对症处理。若有高 - 低血压波动,还需建立另一条静脉通路进行补液治疗,纠正低血容量性休克。积极对症处理。

【推荐处方】

处方　(1)α 受体拮抗剂,如酚妥拉明,2.5～5mg 静脉注射后,0.5～1mg/min 静脉泵入。

或 乌拉地尔,10～50mg 静脉注射后改为静脉泵入,初始速度可达 2mg/min,维持给药速度为 9mg/h,据血压调整剂量。

和/或 硝普钠,50～150mg,静脉滴注,据血压调整滴速。

（2）林格溶液，500ml，静脉滴注。

【注意事项】

1. 静脉应用 α 受体拮抗剂和硝普钠时应根据血压调整滴速，且注意另外建立一路静脉补液，防治低血压。

2. 消化道出血按照原则处理，避免应用去甲肾上腺素。

3. 高热要注意物理降温、补液和保护脑、心、肾等器官。

（赵少俐）

第十三章
甲状旁腺功能亢进症

第一节 甲状旁腺功能亢进症概述

甲状旁腺功能亢进症（hyperparathyroidism）常分为原发性、继发性、三发性和假性四类。原发性甲状旁腺功能亢进症是由于甲状旁腺本身病变引起的甲状旁腺激素（PTH）分泌过多导致的钙、磷和骨代谢紊乱的一种全身性疾病，包括高钙血症、肾钙重吸收和尿磷排泄增加、肾结石、肾钙质沉着症和以皮质骨为主的骨吸收增加等。继发性甲状旁腺功能亢进症常为各种原因导致的低钙血症刺激甲状旁腺增生肥大、分泌过多 PTH 所致，见于慢性肾病、骨软化症、肠吸收不良综合征、维生素 D 缺乏与羟化障碍等疾病。三发性甲状旁腺功能亢进症是在继发性甲状旁腺功能亢进症的基础上，由于腺体受到持久刺激，发展为功能自主的增生或肿瘤，自主分泌过多 PTH 所致，常见于慢性肾病和肾脏移植后。假性甲状旁腺功能亢进症又称异源性或异位PTH 增多症，指非甲状旁腺即恶性肿瘤分泌类 PTH 物质，产生与原发性甲旁亢相似的高血钙、低血磷生化改变。

第二节 不同临床表型的甲状旁腺功能亢进症

一、原发性甲状旁腺功能亢进症

【概述】

原发性甲状旁腺功能亢进症（PHPT），简称原发甲旁亢，是甲状旁腺组织原发病变引起 PTH 分泌过多导致的一组临床综合征，包括高钙血症、肾钙重吸收和尿磷排泄增加、肾结石、肾钙质沉着症和以皮质骨为主的骨吸收增加等。病理以单个甲状旁腺腺瘤最常见，少数为甲状旁腺增生或甲状旁腺癌。大多数 PHPT 为散发性，少数为家族性或某些遗传性综合征的表现之一。

【临床特征】

1. 可表现为非特异性症状　乏力、易疲劳、纳差、体重减轻等。骨骼症状表现为全身性弥漫性、逐渐加重的骨骼关节疼痛，病程较长的患者可出现骨骼畸形、纤维囊性骨炎、多发泌尿系结石、消化性溃疡以及广泛性骨吸收。严重高钙血症者可出现明显的心律失常。高钙血症患者可出现淡漠、消沉、烦躁、反应迟钝、记忆力减退，严重者甚至出现幻觉、躁狂、昏迷等中枢神经系统症状。

2. 有高钙血症、低磷血症、高钙尿症、高磷尿症、高碱性磷酸酶血症和高 PTH 血症。肾功能检查有助于原发性、继发性和三发性甲状旁腺功能亢进的鉴别。

3. 骨骼 X 线检查可见骨骼异常改变。主要有骨质疏松、骨质软化、骨质硬化、关节面骨质侵蚀样改变、骨膜下吸收及骨骼囊性变等。骨显像有时可见到软组织多发异位钙化，多位于肺、胃、肾脏、心脏和关节周围。采用腹部平片、静脉尿路造影、逆行肾盂造影、经皮肾穿刺造影可发现泌尿系结石。

4. 甲状旁腺超声是甲状旁腺功能亢进症术前定位的有效手段。

5. 甲状旁腺动态显像是用于 PHPT 定位诊断的核医学功能影像技术。薄层增强 CT 和 MRI 有助于较小病灶的检出，但目前 CT 和 MRI 并不作为甲状旁腺病变的首选影像学检查方法。

【治疗原则】

治疗包括手术治疗和药物治疗，手术治疗是首选。PHPT 患者如出现严重高钙血症或高钙危象时需及时处理，对于不能手术或拒绝手术的患者可考虑药物治疗及长期随访。

1. 高钙血症的治疗原则包括扩容、促进尿钙排泄、抑制骨吸收等（详见第三节）。

2. 药物治疗适用于不能手术治疗、无症状的 PHPT 患者，包括双膦酸盐、雌激素替代治疗（HRT）保护骨骼；选择性雌激素受体调节剂（SERM）及拟钙化合物纠正血钙和PTH。应适当多饮水，避免高钙饮食，尽量避免使用锂剂、噻嗪类利尿药。

【推荐处方】

1. 适用于有骨量减少或骨质疏松但不能手术治疗的 PHPT 患者长期使用

处方 1. （1）阿仑膦酸钠（肠溶片），70mg，口服，1 次 / 周。
（2）阿仑膦酸钠（肠溶片），10mg，口服，1 次 /d。

处方 2. 利塞膦酸钠，5mg，口服，1 次 /d。

处方 3. 依替膦酸二钠，0.2mg，口服，2 次 /d。

处方 4. 伊班膦酸钠，150mg，口服，1 次 / 月。

处方 5. 氯膦酸二钠，400～800mg，口服，1～2 次 /d。

2. 适用于无雌激素禁忌证的绝经后甲状旁腺功能亢进症患者，长期服用的疗效尚无定论

处方 1. 戊酸雌二醇，1mg，口服，1 次 /d，连续服用 21天，停药 1 周。

处方 2. 雌二醇，1mg，口服，1 次 /d，连续给药。

处方 3. 结合雌激素，0.625mg，口服，1 次 /d，周期或连续给药。

处方 4. 替勃龙，2.5mg，口服，1 次 /d。

处方 5. 雷洛昔芬，60mg，口服，1 次 /d。

3. 适用于不能接受手术而高钙血症的症状明显或血钙明显升高者，可长程治疗

处方　西那卡塞，30～50mg，口服，2 次 /d。

【注意事项】

1. 阿仑膦酸钠建议起床后以一满杯清水（请勿以矿泉水、咖啡、茶或果汁代替）空腹吞服。服用后不要躺下，须坐直或站立至少 30 分钟方可饮食或服食其他药物，包括抗酸剂、钙片。用药期间要经常监测血钙及血磷；严重肾功能不全者（肌酐清除率 <35ml/min）、心血管疾病者慎用，孕妇和哺乳期妇女禁用。

2. 首次口服或静脉滴注双膦酸盐可出现一过性发热、骨痛和肌痛等流感样不良反应，可予以对症处理。

3. 严格掌握雌激素治疗的适应证和禁忌证，使用最低有效剂量。雌激素治疗与某些癌症、心血管疾病风险、脑卒中和深静脉血栓风险增加相关，治疗中需注意定期（每年）进行安全性评估，特别是乳腺和子宫。

4. 西那卡塞片应用后可引起低钙血症，治疗开始时应每周监测血钙水平，治疗剂量确定后每月监测 1 次。

二、慢性肾病继发性甲状旁腺功能亢进症

【概述】

慢性肾病继发性甲状旁腺功能亢进症（简称继发性甲旁亢）是由于慢性肾病导致的低钙血症刺激甲状旁腺增生肥大、分泌过多 PTH 进而加重骨骼损害的疾病，多发生于慢性肾功能不全（CKD）4 期以上的患者，是机体对钙、磷、活性维生素 D 代谢紊乱的一种适应性反应。继发性甲状旁腺功能亢进症的甲状旁腺增生分为四个阶段：弥漫性增生、弥漫性增生伴早期结节性增生、结节性增生和单结节性腺瘤。弥漫性增生期，活性维生素 D、拟钙剂和降磷药物可以有效降低 PTH。但是，如果到结节性增生期、单结

节性腺瘤期,由于维生素 D 和钙敏感受体减少可导致药物治疗无效。

【临床特征】

1. 有原发疾病所致的症状及其实验室异常。

2. 有低钙血症的症状和体征。

3. 严重患者可有原发性甲状旁腺功能亢进症的症状,如近端肌无力、骨痛、骨病,骨囊肿少见。

4. 与 PTH 过高、转移性钙化有关的其他症状　不同程度的皮肤瘙痒和皮肤内钙沉着,软组织、血管钙化,导致缺血性坏死,出现皮肤缺血性溃疡和肌肉坏死。常见异位钙化的发生部位有眼角膜、关节周围、血管等。

5. 血生化检查　血钙大多正常或为正常低值及低于正常,血磷升高,血碱性磷酸酶异常改变,血 $1,25\text{-}(OH)_2D_3$ 下降,血 PTH 升高。X 线与核素骨扫描对肾性骨病的诊断和分型有帮助,甲状旁腺的影像学检查(^{99m}Tc-MIBI 显像)可以帮助确定继发性甲状旁腺功能亢进症的诊断。

【治疗原则】

内科治疗的目的是纠正代谢紊乱,使血钙、磷和 PTH 浓度保持在参考值范围内和治疗原发病。维生素 D 类似物及拟钙剂联合使用是其一线治疗方案。活性维生素 D 是治疗继发性甲状旁腺功能亢进症的重要药物。

1. 调整血钙　CKD 各期患者校正的血清总钙浓度应维持在参考值范围内,即 $2.10\sim2.37$mmol/L($8.4\sim95$mg/dl),钙磷乘积小于 55mg^2/dl^2,以免引起软组织钙化。对于低血钙伴有低钙症状或 PTH 高于目标值范围者,可补充钙剂或使用活性维生素 D 制剂。

2. 降低血磷　CKD 3～4 期患者血磷应控制在 $0.87\sim1.49$mmol/L($2.7\sim4.6$mg/dl),CKD 5 期患者血磷应控制在 $1.13\sim1.78$mmol/L($3.5\sim5.5$mg/dl)。首先需限制饮食中磷的摄入。磷的结合剂用于饮食限磷后仍不能将血磷控制在靶目标范围者。含钙的磷结合剂,如碳酸钙、醋酸钙等,于餐中服用,以最大程度发挥降血磷的作用。有高血钙时应停用如含钙的磷结合剂,有条件可选择不含钙的磷结合剂,如盐酸司维拉姆、碳酸镧等。

3. 活性维生素 D 的应用 应根据 PTH 水平,合理应用活性维生素 D。CKD 3～5 期的患者,血浆 PTH 超过相应目标范围时(CKD 3 期 >70ng/L,CKD 4 期 >110ng/L,CKD 5 期 >300ng/L),需给予活性维生素 D 制剂。在应用过程中密切监测 PTH、钙、磷水平,调整药物剂量。活性维生素 D 治疗前必须纠正钙、磷水平,使钙磷乘积 <55mg^2/dl^2。

【推荐处方】

1. 钙剂及维生素 D

(1) 适用于肾病早期

处方 1. 1) 碳酸钙 D$_3$ 咀嚼,2 片,口服,1～2 次 /d,咀嚼后咽下。

2) 苹果酸钙,1.0～2.0g,口服,2～3 次 /d。

处方 2. 维生素 D,400～800U,口服,1～2 次 /d。

(2) 适用于慢性肾病进展期

处方 1. 1) 碳酸钙 D$_3$ 咀嚼片,2 片,口服,1～2 次 /d,咀嚼后咽下。

2) 苹果酸钙,1.0～2.0g,口服,2～3 次 /d。

处方 2. 骨化三醇,0.5～1.0μg,口服,1～2 次 /d。

2. 不含钙的磷结合剂

处方 1. 司维拉姆,0.8g,餐中吞服,3 次 /d。

处方 2. 碳酸镧,750～1 500mg,口服,每隔 2～3 周逐步增加剂量,直至达到血清磷酸盐的目标水平。

3. 活性维生素 D

(1) 适用于 PTH 在 300～500ng/L

处方 骨化三醇,1～2μg,口服,2 次 / 周。

(2) 适用于 PTH 500～1 000ng/L

处方 骨化三醇,2～4μg,口服,2 次 / 周。

（3）适用于 PTH>1 000ng/L

处方 骨化三醇，4～6μg，口服，2次/周。

【注意事项】

1. 一般低磷饮食的含钙量低，所以需补充钙剂。首选碳酸钙。补钙过程中，每2周测定1次血钙和血磷，保持血钙磷乘积 $<55mg^2/dl^2$ 以防止关节软组织钙化。

2. 司维拉姆片具体剂量根据临床需要和患者血清磷水平确定，剂量调整的间隔为2～4周，每次剂量调整的幅度为0.8g（每餐剂量增加1片），直至达到可接受的血清磷水平。此后则定期进行监测。在下述患者中应慎用本品：吞咽困难、吞咽障碍、重度胃肠功能紊乱、活动性炎症性肠病、胃肠道大手术。本品应在多种治疗途径应用的前提下使用，包括钙补充剂、1, 25-$(OH)_2D_3$，或者其类似物的一种，以降低全段甲状旁腺激素的水平。

3. 已知碳酸镧可导致便秘，因此容易出现肠道梗阻的患者须慎用。

4. 如果活性维生素 D 治疗4～8周后，PTH 水平没有明显下降，则每周 1, 25-$(OH)_2D_3$ 的剂量增加25%～50%。一旦 PTH 降到目标范围，1, 25-$(OH)_2D_3$ 剂量减少25%～50%，并根据 PTH 水平，不断调整 1, 25-$(OH)_2D_3$ 的剂量。最终选择最小的 1, 25-$(OH)_2D_3$ 剂量间断或持续给药，维持 PTH 在目标范围。如果 PTH 水平没有明显下降，则增加原来剂量的50%，治疗4～8周后 PTH 仍无下降或达到目标范围，可试用大剂量间歇疗法。大剂量间歇疗法（冲击疗法）：主要适用于中重度继发性甲状旁腺功能亢进症患者。

5. 规范的药物治疗仍不能控制的严重的继发性甲状旁腺功能亢进症（PTH 持续 >800ng/L），并且有顽固的高钙血症和/或高磷血症者，对治疗抵抗者，以及经同位素或超声检查证实存在甲状旁腺腺瘤或结节者，建议实施甲状旁腺次全切除术或甲状旁腺全切加自体移植术。

第三节 甲状旁腺功能亢进症所致高钙危象

【概述】

高钙危象：当血钙≥3.75mmol/L（15mg/dl）时称为高钙危象。当血钙>3.5mmol/L时，无论有无临床症状，均需立即采取有效措施降低血钙水平。

【临床特征】

消化系统：食欲缺乏、恶心、呕吐最常见，伴有体重减轻、便秘、腹胀、腹痛。泌尿系统：多尿、烦渴、多饮、肾结石、肾钙化，进而发展为肾功能不全。神经系统：情绪低沉，记忆力减退，注意力不能集中，失眠和表情淡漠等。重者有嗜睡、恍惚、幻觉、妄想、肌张力低下、低反射、深腱反射消失，甚至昏迷。心血管系统：心动过速或心动过缓、心律失常、传导阻滞，心搏骤停；心电图示 Q-T 间期缩短，T 波增宽；血压升高，易发生洋地黄中毒。钙沉着于组织器官：眼球结膜充血、角膜混浊。钙也可沉着于肾、血管、肺、心肌、关节和皮肤软组织等部位。多数患者病情迅速恶化，如不及时抢救，常死于肾衰竭或循环衰竭。

【治疗原则】

治疗原则包括迅速扩容、利尿促进尿钙排泄、抑制骨吸收等。降钙素降钙迅速，但维持时间较短，一般不超过6 小时。唑来膦酸降钙作用可维持数天。对于上述治疗无效或不能应用上述药物的高钙危象患者，还可使用低钙或无钙透析液进行腹膜透析或血液透析，治疗顽固性或肾功能不全的高钙危象，可达到迅速降低血钙水平的目的。高钙危象必须同时运用多种治疗方法。另外对病变的甲状旁腺应尽早行定性和定位检查，一旦诊断明确，立即急诊手术，挽救生命。

【推荐处方】

1. 扩容、促尿钙排泄

处方 1. 0.9% 氯化钠注射液，2～4L/d，静脉滴注 1～3 天（第一天需输 4～8L）。

处方 2. 呋塞米，20～40mg，静脉注射，3～4 次 /d。

2. 双膦酸盐

处方 1. 帕米膦酸钠 30～60mg 0.9% 氯化钠（或 5% 葡萄糖）注射液 500ml	静脉滴注 3 小时，每 4 小时 1 次。
处方 2. 唑来膦酸 4mg 0.9% 氯化钠（或 5% 葡萄糖）注射液 100ml	静脉滴注 30 分钟，1 次。
处方 3. 伊班膦酸钠 2～4mg 0.9% 氯化钠（或 5% 葡萄糖）注射液 500ml	静脉滴注，1 次以上。

3. 降钙素

处方 1. 鲑降钙素，2～8IU/kg，皮下或肌内注射，每 6～12 小时 1 次，连用 2 天。

处方 2. 依降钙素，0.4～1.6U/kg（50～100U），皮下或肌内注射，每 6～12 小时 1 次。

处方 3. 依降钙素，20U，皮下或肌内注射，1 次 / 周。

4. 辅助治疗

处方 西咪替丁，200mg，口服，每 6 小时 1 次。

【注意事项】

1. 老年患者及心、肾功能不全的患者扩容时需慎重，心功能不全的患者可同时从胃肠道补充盐水。当给予大剂量呋塞米治疗时需警惕水、电解质紊乱、脱水。由于噻嗪类利尿药可减少肾脏钙排泄，加重高钙血症，因此为绝对禁忌。

2. 双膦酸盐应尽早开始使用，起效需 2～4 天，达到最大效果需 4～7 天，大部分患者血钙能降至正常水平，效果可持续 1～3 周。使用注射用双膦酸盐制剂的过程中，应注意监测血清钙、磷等电解质水平，同时注意补充液体，使每日尿量达 2L 以上。严重肾功能不全者、心血管疾病者慎用。双膦酸盐类药物注射过程中可出现体温升高，有时会出现流感样综合征，可予以对症处理。

3. 降钙素起效快，半衰期短，不良反应少，但其降低血钙的效果存在逸脱现象（多在 72～96 小时内发生），效果不如双膦酸盐显著，不适于长期用药。降钙素多适用于高钙危象患者，短期内可使血钙水平降低，用于双膦酸盐药物起效前的过渡期。降钙素有引起过敏性休克的可能性，故对有过敏史的患者，应详细问诊，注意观察，若出现皮疹、荨麻疹时应立即停药并给予适当处置。

4. 西咪替丁可阻止 PTH 的合成和 / 或释放，有利于降低 PTH 水平。

(何红晖)

第十四章
甲状旁腺功能减退症

第一节 甲状旁腺功能减退症概述

【概述】

甲状旁腺功能减退症（hypoparathyroidism，HP），简称甲旁减，是指甲状旁腺激素分泌过少和／或效应不足而引起的一组临床综合征，表现为低钙血症、高磷血症和由此引起的神经肌肉兴奋性增高及软组织异位钙化等。临床常见类型有特发性甲状旁腺功能减退症、继发性甲状旁腺功能减退症和假性甲状旁腺功能减退症。

【临床特征】

1. 神经肌肉兴奋性增高　如手足搐搦、肌张力增高、手抖，口周及肢端麻木、刺痛和蚁走感等，严重者可出现惊厥发作、喉痉挛。

2. 神经系统表现　如癫痫发作、兴奋、焦虑、恐惧、烦躁、记忆力减退、智力减退、妄想、幻觉、谵妄等。

3. 外胚层组织营养变性　如低钙性白内障、出牙延迟、牙釉质发育不全、龋齿、缺牙、皮肤角化过度、指／趾甲变脆、脱发等。

4. 骨骼改变　儿童长期低钙血症可出现骨骼矿化障碍，表现为佝偻病／骨软化症。成人可出现骨骼疼痛，骨密度正常或增加。

5. 胃肠道功能紊乱　恶心、呕吐、腹痛、腹泻等。

6. 心血管异常 心动过缓、心律不齐、心肌痉挛,严重者可伴发扩张型心肌病和心力衰竭。心电图表现为 Q-T 间期延长、非特异性 T 波改变等。

7. 异位钙化 多见于脑基底核及周边区域,其他软组织、肌腱、脊柱旁韧带等均可发生钙化。

8. 生化检查异常 血 PTH 正常或减低,血钙降低、血磷增高、尿磷减少,尿钙水平与病因、治疗有关。

【治疗原则】

早期诊断和及时治疗不仅可以消除低钙血症造成的神经精神症状,而且可以延缓各种病变的进一步发展,尤其是预防低钙性白内障和颅内钙化的进展。处理原则为补充钙剂和活性维生素 D,并需纠正低镁血症。除一般药物治疗外,还可采用甲状旁腺移植及甲状旁腺素治疗。

第二节 不同临床表型的甲状旁腺 功能减退症

一、特发性甲状旁腺功能减退症

【概述】

较少见,由于自身免疫导致的甲状旁腺功能减退症,可同时合并甲状腺和肾上腺皮质功能减退、糖尿病等。

【临床特征】

1. 低龄起病,可有甲状旁腺功能减退症相关的家族史。

2. 低钙血症、高磷血症、血清 PTH 降低甚至测不到和神经肌肉兴奋性增高。

3. 可合并有念珠菌病、艾迪生病、多发性内分泌腺体功能减退等。

【治疗原则】

补充钙剂和活性维生素 D，使血钙升至正常低值或略低，以缓解临床症状和低血钙的并发症；同时，应避免治疗后继发的高钙血症和高钙尿症，防止肾脏等软组织的异位钙化。低镁血症常与低钙血症并存，低镁血症使 PTH 分泌和生理效应均减低，使低钙血症不易纠正，因此需同时纠正低镁血症。

【推荐处方】

1. 急性低钙血症的处理

（1）补充钙剂

处方 1. 10% 葡糖酸钙注射液，10～20ml，在 10～20 分钟内缓慢静脉推注；用于手足搐搦等低钙血症症状发作时，如症状反复必要时可重复。

处方 2. 10% 葡糖酸钙注射液 100ml ｜ 按 50ml/h 的速
　　　　　 5% 葡萄糖注射液 1 000ml ｜ 度静脉滴注。

主要针对反复发作难以缓解者，输液期间定期复查血钙，避免血钙浓度过高，维持在 2.0mmol/L 左右即可。

处方 3. 1）10% 葡糖酸钙注射液，用法用量同处方 1、2。

2）地西泮，10mg，缓慢肌内注射，用于发作严重的患者以迅速控制搐搦与痉挛。

处方 4. 1）10% 葡糖酸钙注射液，用法用量同处方 1、2。

2）地西泮，150～250mg，缓慢肌内注射，用于发作严重的患者以迅速控制搐搦与痉挛。

（2）补充活性维生素 D

处方 骨化三醇，0.25～2.0μg/d，分次口服。

（3）纠正低镁血症

处方 1. 10% 硫酸镁，10ml 肌内注射，每天 3 次。

处方 2. 10% 硫酸镁 20～50ml | 50～100ml, 持续静
5% 葡萄糖注射液 | 脉滴注, 治疗过程
中需心电监护

2. 慢性低钙血症

（1）口服钙剂

处方 1. 碳酸钙, 如碳酸钙 D_3 咀嚼片, 一次 1～2 片, 2～3 次 /d。

处方 2. 枸橼酸苹果酸钙, 1 000～2 000mg/d, 分 2～3 次口服, 长期使用。

（2）补充活性维生素 D 或其类似物

处方 1. 骨化三醇, 初始剂量 0.25μg/d, 维持剂量 0.25～2.0μg/d, 分次口服。

处方 2. 阿法骨化醇 0.5～3.0μg/d, 分 2～3 次口服。

（3）补充普通维生素 D

处方 1. 维生素 D_2, 1.25～3.75mg/d（5 万～15 万 U/d）, 分 3 次口服。

处方 2. 维生素 D 滴剂, 400U, 口服, 2～3 次 /d。

（4）PTH 替代治疗（价格昂贵, 用于单纯传统治疗效果不佳的患者）

处方 重组人甲状旁腺激素 1～84（rhPTH$_{1-84}$）, 起始剂量 50μg, 皮下注射, 1 次 /d, 同时将原有活性维生素 D 剂量减半; 每 4 周调整 rhPTH$_{1-84}$ 的剂量, 治疗目标为停用活性维生素 D, 口服元素钙减为 500mg/d, 维持血钙在正常低值水平。

【注意事项】

1. 若发作严重, 可短期内辅以地西泮或苯妥英钠肌内注射, 以迅速控制搐搦与痉挛。

2. 静脉补充钙剂时, 维持血清钙在 2.0mmol/L 左右即可; 长期口服补充钙剂时, 尽量维持血清钙 2.0mmol/L 以上, 维持血磷在正常或略高。

3. 注意防止肾脏等软组织的异位钙化, 如肾结石或

肾钙质沉积。

4. 药物剂量调整期间每周至每月检测血钙、血磷和血肌酐;药物剂量稳定后每半年检测上述指标及尿钙、尿肌酐。治疗前常需行肾脏超声或 CT 检查以确定是否存有肾结石或钙质沉着症,治疗期间可每 5 年重复检查 1 次,如临床症状出现变化,可将检查提前。

二、继发性甲状旁腺功能减退症

【概述】

由其他疾病、手术、放疗等因素使 PTH 分泌减少导致的甲状旁腺功能减退症。颈前手术是最常见的病因,大约占 75%。甲状腺、甲状旁腺、喉或其他颈部良恶性疾病手术均可导致术后甲状旁腺功能减退症。

【临床特征】

1. 有颈部手术、放疗等相关治疗史,或有其他疾病的表现。

2. 低钙血症、高磷血症、血清 PTH(iPTH)降低甚至测不到和神经肌肉兴奋性增高。

【治疗原则】

补充钙剂和活性维生素 D,使血钙升至正常低值或略低,以缓解临床症状和低血钙的并发症;同时,应避免治疗后继发的高钙血症和高钙尿症。对于有明确病因者,如有治疗措施,应及时去除病因。

【推荐处方】

同特发性甲状旁腺功能减退症。

【注意事项】

同特发性甲状旁腺功能减退症。

三、假性甲状旁腺功能减退症

【概述】

假性甲状旁腺功能减退症（PHP）是一组由于外周靶细胞对 PTH 抵抗所致的临床综合征，其具有与 HP 类似的生化表现，但 PTH 水平显著高于正常。PHP 又可分为 Ia、Ib、Ic 及 II 型，几乎各种类型的 PHP 均由编码 Gsa 的 *GNAS* 基因遗传缺陷引起。由于 Gsa 是一种普遍存在的信号蛋白，因此除 PTH 外，假性甲状旁腺功能减退症还合并有其他激素的抵抗。

【临床特征】

1. 低钙血症、高磷血症、血清 PTH 升高和神经肌肉兴奋性增高。

2. PHP Ia/Ic 型和少数 Ib 型患者也可有 Albright 遗传性骨营养不良症（AHO）表现，如身材矮小、皮下钙化、圆脸、短指、肥胖、智力发育迟缓等。

3. 部分患者还可能表现为对促甲状腺激素和促性腺激素等多肽类激素抵抗的特殊内分泌表现。

4. 静脉注射 PTH 300U 后 3 小时内 cAMP 测定：正常人排量恒定，I 型呈现反应下降，II 型反应正常。

【治疗原则】

假性甲状旁腺功能减退症的治疗原则与甲状旁腺功能减退症相同，治疗药物为钙剂和活性维生素 D，但剂量一般低于甲状旁腺功能减退症患者。此外，PHP 患者的治疗目标还包括使血 PTH 恢复正常。甲状旁腺移植及甲状旁腺素治疗无效。

【推荐处方】

同特发性甲状旁腺功能减退症。

【注意事项】

除特发性甲状旁腺功能减退症所述注意事项外，PHP 的低钙血症较易纠正，部分患者单纯使用钙剂治疗即可，但大多数需加服维生素 D；在相同血钙水平下，PHP 患者尿钙排量比 PH 患者低，因此 PHP 患者发生高钙尿症的机会较 PH 少见。高 PTH 血症时，易发生骨量减少或骨质疏松，特别是 PHP Ib 型，需要积极治疗。

四、假假性甲状旁腺功能减退症

【概述】

假假性甲状旁腺功能减退症（PPHP）是指仅存在 AHO 特殊体征，但缺乏相应的生化及代谢异常的临床综合征。PPHP 也是由编码 Gsa 的 *GNAS* 基因遗传缺陷引起的，且缺陷基因来自父亲。

【临床特征】

1. 无低钙血症、高磷血症、血清 PTH 升高和神经肌肉兴奋性增高的表现。

2. 有 Albright 遗传性骨营养不良表现，如身材矮小、皮下钙化、圆脸、短指、肥胖、智力发育迟缓等。

3. 一般不表现出对促甲状腺激素和促性腺激素等多肽类激素抵抗的特殊内分泌表现。

4. 静脉注射 PTH 300U 后 3 小时内 cAMP 测定：反应正常。

【治疗原则】

因缺乏相应的生化及代谢异常，通常不会表现出与低钙血症、高磷血症、高 PTH 血症相关的症状，因此无须补充钙剂和维生素 D，也不需要控制血 PTH 水平。

【推荐处方】

无

【注意事项】

无

（金　萍）

第十五章
性 早 熟

第一节　性早熟概述

【概述】

女孩在 8 岁前，男孩在 9 岁前出现第二性征发育为性早熟。性早熟是一种常见的儿童内分泌疾病，其发病率约为 1/(5 000~10 000)，女孩发病率约为男孩的 5~10 倍。临床根据是否存在下丘脑 - 垂体 - 性腺轴功能提前启动将性早熟具体分为：中枢性性早熟[促性腺激素释放激素(GnRH)依赖性、真性性早熟]和外周性性早熟(非 GnRH 依赖性、假性性早熟)。

【临床特征】

中枢性性早熟和外周性性早熟的共同临床特征为第二性征的提前出现。

1. 女孩　乳腺发育，腋毛、阴毛发育，外生殖器发育，阴道分泌物增多，月经来潮，身高增长速度突增。

2. 男孩　出现变声、胡须、喉结，腋毛、阴毛发育，阴茎、睾丸增大，阴茎勃起，夜间遗精，身高增长速度突增。

【治疗原则】

主要治疗目的是改善成年期身高，防治月经初潮早期(女孩)和因性征早现所致心理及社会问题。治疗主要包括病因治疗和药物治疗两个方面。有明确病因者，应针对病因进行治疗，如切除肿瘤、切断外源性雌激素接触，使提前出现的性征消退。治疗药物主要为促性腺激素释放激素类似物（GnRHa）和 GnRH 拮抗剂。

第二节　不同临床表型的性早熟

一、中枢性性早熟

【概述】

中枢性性早熟是指由于下丘脑 - 垂体 - 性腺轴提前激活，引起性腺过早发育而致性早熟，除第二性征过早出现外，还有排卵或遗精并且具有生殖能力。根据病因又分为特发性及继发性性早熟，前者继发于中枢神经系统器质性病变，如下丘脑、垂体肿瘤或其他中枢神经系统病变；后者可由外周性性早熟转化而来。

【临床特征】

1. 第二性征提前出现（符合定义的年龄），并按照正常发育程序进展。

2. 有性腺发育依据，女童在 B 超下见卵巢体积>1ml，并可见多个直径>4mm 的卵泡；男童睾丸体积≥4ml，并随病程延长呈进行性增大。

3. 发育过程中呈现身高突增。

4. 促性腺激素升高至青春期水平；性腺轴功能已启动而促性腺激素基础值不升高者 GnRH 兴奋试验阳性。

5. 可有骨龄提前，但无诊断特异性。

6. 不完全性中枢性性早熟中最常见的类型为单纯性乳房过早发育，表现为只有乳房过早发育而不呈现其他第二性征，乳晕无着色，呈非进行性自限性病程，乳房多在数月后自然消退。

【治疗原则】

中枢性性早熟的治疗首先为病因治疗。目前 GnRHa 为治疗中枢性性早熟首选和标准性治疗药物。临床使用的 GnRHa 包括：曲普瑞林、亮丙瑞林、布舍瑞林、戈舍瑞林、组氨瑞林等。我国以 3.75mg 的曲普瑞林和亮丙瑞林最为常用。GnRHa 的适用证为生长潜能明显受损，同时还有剩余生长潜能的患儿，女童≤11.5 岁，男童≤12.5 岁，即骨龄明显超前而骺端尚未开始融合者。

【推荐处方】

处方 1. 曲普瑞林 / 亮丙瑞林，首剂 80～100μg/kg，最大剂量 3.75mg；已有初潮者，首剂后 2 周宜强化 1 次；以后每 4 周注射 1 次，剂量为 60～80μg/kg。

处方 2. 曲普瑞林 / 亮丙瑞林，采用通常剂量 3.75mg，每 4 周注射 1 次。

处方 3. （1）曲普瑞林 / 亮丙瑞林，用法用量见处方 1、2。

（2）重组人生长激素（rhGH），常用剂量为 0.15～0.20U/（kg·d），睡前皮下注射 1 次；一般仅在 GnRHa 治疗中出现生长减速、预测成年期身高不能达到其靶身高且无使用禁忌的患儿中使用。

【注意事项】

1. 维持剂量应当个体化，并根据性腺轴功能抑制情况进行调整，男孩剂量可偏大。个别患者可能需要缩短用药间期或超过标准剂量。

2. GnRHa 治疗过程中，应每 3 个月监测性发育情况、生长速率、身高标准差积分、激素水平等；每半年监测 1 次骨龄。治疗结束后应每半年复查身高、体重，第二性征以及性腺轴功能恢复情况。

3. GnRHa 停药时机取决于治疗目的。以改善成年身高为目的者治疗一般宜持续 2 年以上，一般建议女孩骨龄 12 岁、男孩骨龄 13 岁时停药。

二、外周性性早熟

【概述】

外周性性早熟是指各种原因引起的体内性激素升高至青春期水平，从而导致男童在 9 岁前，女童在 8 岁前呈现第二性征，但其青春期发动不伴下丘脑 - 垂体 - 性腺轴的启动。外周性性早熟的病因分为遗传性或获得性。先天性或遗传性病因包括纤维性骨营养不良综合征（MAS）、家族性男性性早熟（FMPP）、先天性肾上腺皮质增生症、家族性芳香化酶活性增高、家族性糖皮质激素抵抗综合征及波伊茨 - 耶格综合征等。获得性病因包括激素分泌性肿瘤或囊肿、外源性性激素暴露，也见于严重的未治疗的原发性甲减患儿。

【临床特征】

1. 第二性征提前出现（符合定义的年龄），不按照正常发育程序进展。

2. 性腺大小在青春期前水平。

3. 促性腺激素在青春期前水平。

4. 部分外周性性早熟控制不良时，骨龄 10 岁左右时，由于长期高性激素状态可转化为中枢性性早熟。

【治疗原则】

核心是针对病因的治疗。对医源性或外源性雌激素制剂所致的患儿需及时停用外源药物或食物。肿瘤引起的外周性性早熟以手术治疗为主。甲减应进行甲状腺激素替代治疗。家族性男性性早熟（FMPP）主要采用雄激素受体拮抗剂和芳香化酶抑制剂控制雄激素过多和骨过度成熟等临床症状。对于纤维性骨营养不良综合征患者，目前治疗的主要药物包括选择性雌激素受体调节剂和芳香化酶抑制剂。

治疗药物按其作用机制以及作用部位通常分为 3 类：①抗雌激素药物或雌激素受体拮抗剂，如甲羟孕酮（MPA）、他莫昔芬、氟维司群；②抗雄激素药物，如螺内酯、环丙孕酮（CPA）、比卡鲁胺、达那唑；③芳香化酶抑制剂，如睾内酯、阿那曲唑、来曲唑。

【推荐处方】

处方 1. 达那唑，$3 \sim 7mg/(kg \cdot d)$，口服，每晚 1 次。

处方 2. 环丙孕酮，$100mg/d$，分 $2 \sim 3$ 次口服。

【注意事项】

相较于中枢性性早熟 GnRHa 治疗的规范与成熟，外周性性早熟的临床治疗更为复杂，用药经验少，临床医师需综合考虑药物的疗效以及安全性，并注意用药过程中的病情变化，及时随访并调整治疗方案。

（胡文沐　金　萍）

第十六章

性腺功能减退症

第一节　性腺功能减退症概述

【概述】

性腺功能减退症是指因各种原因引起下丘脑-垂体-性腺轴病变,引起雌、孕激素/雄激素缺乏、减少或其作用不能发挥所导致的性功能减退性疾病。依据促性腺激素的水平,性腺功能减退症分为低促性腺激素性性腺功能减退症和高促性腺激素性性腺功能减退症。高促性腺激素性性腺功能减退症是由原发性卵巢/睾丸疾病、雌/雄性激素合成缺陷或雄激素抵抗所致。主要病因有睾丸外伤、感染、发育障碍、化疗、放射和慢性酒精中毒等。低促性腺激素性性腺功能减退症则是继发于下丘脑和/或垂体分泌促性腺激素减少,对卵巢/睾丸刺激不足所致的一类疾病。

【临床特征】

1. 青春期发育前男性性腺功能减退的表现　类宦官体型,身材过高,四肢长,躯干短;第二性征不发育,声音高尖,胡须少或无,喉结小或无,阴、腋毛少或无,肌肉不发达;生殖器欠发育,阴茎短小、睾丸小或隐睾。

2. 发生于青春期发育完成后的男性性腺功能减退的表现　性欲减退、性活动和阴茎勃起减少,体毛脱落、肌肉容量下降和体脂增多,有时出现面部潮红、男性乳腺发育等。

121

3.女性　体型改变身材高,四肢长,躯干短;第二性征不发育,无乳房发育,阴毛稀少;原发闭经者,外生殖器幼稚,子宫和宫颈小,卵巢和附件欠发育。

4.低促性腺激素性性腺功能减退症:LH、FSH减少,性激素减少;高促性腺激素性性腺功能减退症:LH、FSH升高,性激素减少。

5.患者还可合并嗅觉减退等其他症状。

【治疗原则】

治疗目的:低促性腺激素性性腺功能减退症患者治疗后可恢复性腺功能和生育功能;高促性腺激素性性腺功能减退症患者通过激素替代治疗维持第二性征,提高生活质量。

治疗原则:低促性腺激素性性腺功能减退症患者使用脉冲GnRH可以恢复其性腺功能和生育功能;高促性腺激素性性腺功能减退症患者通过雄激素/雌孕激素替代治疗可维持正常的第二性征,但难以恢复生育功能。

【注意事项】

1.性激素对生长发育和性腺功能的影响很大,因而儿童和青少年患者的性激素替代治疗量需符合生理需要,尽量避免替代不足和替代过量。

2.判断性激素替代治疗量是否合适的指标:

(1)生长发育正常,尤其是生长速度在正常范围内。

(2)尿17-羟皮质类固醇和尿17-酮皮质类固醇的排量在同龄人群参考值范围内。

(3)骨龄发育和骨骺融合无延迟或提前。

(4)血清性激素在同龄人群的正常范围内。应特别注重临床发育的追踪观察。

第二节　不同临床表型的性腺功能减退症

一、高促性腺激素性性腺功能减退症

【概述】

高促性腺激素性性腺功能减退症是由性腺本身病变导致的性腺功能减退引起的临床综合征，又称为原发性性腺功能减退症。常见病因包括，①先天性：克兰费尔特（Klinefelter）综合征、特纳（Turner）综合征、性腺发育不全综合征、单纯性性腺发育不全、先天性无睾症、隐睾症、卵巢抵抗等；②后天性：自身免疫性多内分泌腺综合征、卵巢功能早衰、病毒性睾丸炎、放射、药物、肾功能不全、肝硬化等。

【临床特征】

1. 男性性腺功能减退症的临床表现取决于有无雄激素生成障碍和雄激素缺乏发生于性发育的阶段。如果睾酮生成正常，仅单纯精子生成缺乏，患者的主要临床表现为不育。雄激素缺乏发生于胎儿发育早期，患者临床表现是生殖器发育难以辨认和男性假两性畸形。青春期前的雄激素缺乏，患者主要表现为青春期发育迟缓和第二性征发育不良。成人期才出现雄激素缺乏的患者主要表现为阳痿、不育和男性出现女性乳房。实验室检查 LH、FSH 升高，睾酮水平下降。

2. 女性性腺功能减退症的临床表现为身材高，四肢长，躯干短；无乳房发育，阴毛稀少；原发闭经，外生殖器幼稚，子宫和宫颈小，卵巢和附件欠发育。实验室检查 LH、FSH 升高，雌孕激素减少。

【治疗原则】

1. 男性　睾酮治疗旨在恢复男性生理范围内的睾酮

水平,恢复生理性雄激素的功能和改善生活质量,例如幸福感、性功能、肌肉力量和骨矿物质密度。

2. 女性　补充性激素促进第二性征发育及月经恢复,改善生活质量。

【推荐处方】

1. 男性

处方 1. 十一酸睾酮,125mg,肌内注射,每月 1 次,6个月后增加到成人剂量:

(1)十一酸睾酮,250mg,肌内注射,每月 1 次。

(2)十一酸睾酮,250mg,肌内注射,2~3 周 1 次。

处方 2. 十一酸睾酮胶丸,40~120mg,口服,每日 1~3 次,6 个月后增加到成人剂量,160~240mg,口服,每日2~3 次。

2. 女性

处方 1. 戊酸雌二醇,0.5~1mg,口服,每日 1 次,连用 6~12 个月;然后增加剂量至 2mg,每日 1 次,6~12 个月;如乳腺发育和子宫增大接近或达到成年女性水平,再行周期性雌孕激素联合治疗。

处方 2. 戊酸雌二醇,2mg,口服,每日 1 次,连用 11天;第 12 日开始,戊酸雌二醇 2mg 联合醋酸环丙孕酮1mg,口服,每日 1 次,连用 10 天,停药期间可有撤退性阴道出血。

【注意事项】

1. 在开始激素治疗前,需进行血液、心血管、乳房和前列腺评估,评估心血管危险因素,并优化已存在心血管疾病的二级预防。

2. 在治疗期间,应定期监测睾酮、血红蛋白、前列腺特异性抗原(PSA)及骨密度等。

3. 性激素替代治疗禁用于前列腺癌、乳腺癌、子宫内膜癌、未治疗的催乳素瘤等患者。

二、低促性腺激素性性腺功能减退症

【概述】

低促性腺激素性性腺功能减退症是继发于垂体和 / 或下丘脑分泌促性腺激素减少，对卵巢 / 睾丸刺激不足所致的一类疾病。因先天性下丘脑促性腺激素释放激素（GnRH）神经元功能受损，GnRH 合成、分泌或作用障碍，导致垂体分泌促性腺激素减少，进而引起性腺功能不足，称为特发性低促性腺激素性性腺功能减退症（IHH）。临床根据患者是否合并嗅觉障碍将 IHH 分为两大类：伴有嗅觉受损者称为卡尔曼综合征（Kallmann syndrome）；嗅觉正常者称为嗅觉正常的 IHH（normosmic IHH，nIHH）。

【临床特征】

1. 第二性征不发育和配子生成障碍 男性表现为童声、小阴茎、无阴毛生长、小睾丸或隐睾、无精子生成；女性表现为乳腺不发育、幼稚外阴和原发闭经。伴或不伴嗅觉障碍。

2. 骨骺闭合延迟，上部量 - 下部量比值 <1，指间距 > 身高，易患骨质疏松症。

3. 嗅觉障碍 因嗅球和嗅束发育异常，40%～60%IHH 患者合并嗅觉减退甚至丧失，不能识别气味。

4. 丘脑病变 GnRH 分泌减少，垂体合成 LH、FSH 正常，性激素减少；垂体病变：GnRH 分泌正常，垂体合成、分泌 LH、FSH 减少，性激素减少。

【治疗原则】

1. 病因治疗 去除病因（如肿瘤、炎症等）后可恢复月经和排卵。

2. 男性 IHH 治疗 目前治疗方案主要有 3 种，包括睾酮替代治疗、促性腺激素生精治疗和脉冲式 GnRH 生精治疗。雄激素替代治疗可促进男性化，使患者能够完成正常性生活和射精，但不能产生精子；促性腺激素治疗可促进自身睾丸产生睾酮和精子，脉冲式 GnRH 治疗通过促进垂体分泌促性腺激素而促进睾丸发育。

3. 女性 IHH 治疗　无生育需求时，给予周期性雌孕激素联合替代治疗，促进第二性征发育。有生育需求时，可行促性腺激素促排卵治疗或脉冲式 GnRH 治疗。

【推荐处方】

1. 男性暂无生育要求者，可选择睾酮替代治疗

处方 1. 十一酸睾酮，125mg，肌内注射，每月 1 次，6 个月后增加到成人剂量：

（1）十一酸睾酮，250mg，肌内注射，每月 1 次。

（2）十一酸睾酮，250mg，肌内注射，2～3 周 1 次。

处方 2. 十一酸睾酮胶丸，40～120mg，口服，每日 1～3 次，6 个月后增加到成人剂量 160～240mg，每日 2～3 次。

2. 男性有生育要求者，可选择促性腺激素生精治疗

处方　（1）绒促性素，2 000U，每周分 2～3 次肌内注射或皮下注射。

（2）3 个月后加用尿促性素，75～150U，肌内注射，每周 2～3 次，进行生精治疗。

3. 男性有生育要求，并且垂体前叶存在足够数量的功能完整的促性腺激素细胞，可选择脉冲式 GnRH 生精治疗

处方　GnRH 泵（戈那瑞林），泵速为 10μg/90min。

4. 女性有生育要求者

处方 1. GnRH 泵（戈那瑞林），泵速为 10μg/90min。

处方 2.（1）绒促性素，2 000U，每周分 2～3 次肌内注射或皮下注射。

（2）3 个月后加用尿促性素，75～150U，肌内注射，每周 2～3 次。

5. 女性无生育要求者

处方 1. 戊酸雌二醇，0.5～1mg，口服，每日 1 次，6～12 个月；然后增加至 2mg，每日 1 次，6～12 个月；如乳腺发育和子宫增大接近或达到成年女性水平，再行周期性雌孕激素联合治疗。

处方 2. 戊酸雌二醇，2mg，口服，每日 1 次，连用 11 天；第 12 日开始，戊酸雌二醇 2mg 联合醋酸环丙孕酮 1mg，口服，每日 1 次，连用 10 天，停药期间可有撤退性阴道出血。

【注意事项】

1. 使用雄激素 / 雌孕激素治疗起始 2 年内，2～3 个月随访 1 次，监测第二性征、睾丸体积、促性腺激素和睾酮变化；女性卵巢、子宫大小、乳房发育、促性腺激素和雌孕激素变化等。此后可每年 1 次随诊，常规体检，包括身高、体重、血红蛋白、促性腺激素等，男性睾丸体积、睾酮、前列腺超声检查和前列腺特异性抗原（PSA）等；女性卵巢、子宫大小等。

2. 雄激素禁用于前列腺癌、乳腺癌、未治疗的催乳素瘤等患者。

3. 人绒毛膜促性腺激素（hCG）/ 尿促性素（hMG）联合生精 / 促排卵治疗应间隔 2～3 个月随访 1 次，需监测血睾酮和 β-hCG 水平、睾丸体积和精液常规；女性卵巢、子宫大小、乳房发育、促性腺激素和雌孕激素变化等。

4. 脉冲式 GnRH 生精治疗 / 促排卵治疗后可每月随访 1 次，监测 FSH、LH、睾酮、雌孕激素和精液常规，调整戈那瑞林的剂量和频率，尽可能将睾酮 / 雌孕激素维持在正常中值水平，稳定后可 3 个月随访 1 次，依据患者的具体情况调整药物剂量。

（杨幼波 金 萍）

第十七章
糖 尿 病

第一节　糖尿病概述

【概述】

糖尿病是由遗传和环境因素共同引起的一组以高血糖为特征的临床综合征，胰岛素缺乏和胰岛素作用障碍单独或同时引起糖类、脂肪、蛋白质、水和电解质等的代谢紊乱。长期的代谢紊乱可引起多系统损害，导致眼、肾、神经、心脏、血管等组织器官慢性进行性病变、功能减退及衰竭。病情严重或应激时可发生急性严重代谢紊乱，如糖尿病酮症酸中毒和高血糖高渗状态。

【临床特征】

1. 代谢紊乱综合征　部分患者可无症状，典型患者表现为"三多一少"，即多饮、多食、多尿、体重减轻。

2. 血糖升高　部分患者尿糖阳性。

3. 急性并发症　包括糖尿病酮症酸中毒、高血糖高渗状态和感染性疾病。

4. 慢性并发症　包括糖尿病性微血管病变（主要为肾病和视网膜病变）、糖尿病性大血管病变（主要为冠心病、脑血管病和周围血管病）、糖尿病性神经病变和糖尿病足。

5. 常见伴发病　以肥胖、高血压、血脂紊乱较为多见。

【治疗原则】

糖尿病治疗的近期目标是通过控制高血糖和代谢紊乱来消除糖尿病症状和防止出现急性代谢并发症,远期目标是通过良好的代谢控制达到预防慢性并发症、提高患者生活质量和延长寿命的目的。

药物治疗包括口服降糖药治疗和注射降糖药治疗。国内临床常用的口服降糖药主要有七大类,即双胍类、磺脲类、α-葡萄糖苷酶抑制剂、噻唑烷二酮类、非磺脲类促胰岛素分泌剂、二肽基肽酶-Ⅳ(DPP-Ⅳ)抑制剂及其他口服降糖药。注射用降糖药主要是胰岛素和胰高血糖素样肽-1(GLP-1)受体激动剂或类似物。常用口服降糖药物和胰岛素见表17-1和表17-2。

表 17-1　常用口服降糖药物

口服降糖药	每日剂量范围/(mg/d)	每片剂量/mg	分服次数(每天)	主要不良反应
双胍类				胃肠道反应、过敏反应、乳酸酸中毒(罕见)
二甲双胍	500～2 000	250,500,850	2～3	
二甲双胍缓释片	500～2 000	500	1～2	
磺脲类				低血糖、体重增加、胃肠道反应、皮肤反应、造血系统反应(罕见,如粒细胞缺乏、再生障碍性贫血、溶血性贫血等)
格列本脲	2.5～20.0	2.5	1～3	
格列吡嗪	2.5～30.0	2.5,5.0	1～3	
格列吡嗪控释片	5.0～20.0	5	1	
格列齐特	80～320	80	1～2	
格列齐特缓释片	30～120	30	1	
格列喹酮	30～180	30	1～3	
格列美脲	1.0～8.0	1,2	1	

续表

口服降糖药	每日剂量范围/(mg/d)	每片剂量/mg	分服次数（每天）	主要不良反应
α- 葡萄糖苷酶抑制剂				胃肠道反应
阿卡波糖	100～300	50	2～3	
伏格列波糖	0.2～0.9	0.2	2～3	
米格列醇	100～300	50	2～3	
噻唑烷二酮类				水肿、体重增加、头痛、肌肉和骨骼痛、胃肠道症状、贫血、心力衰竭等
罗格列酮	4～8	4	1～2	
吡格列酮	15～45	15	1	
非磺脲类促胰岛素分泌剂				低血糖、一过性肝功能异常、过敏反应、胃肠道反应等
瑞格列奈	1～16	0.5, 1.0, 2.0	2～3	
那格列奈	120～360	120	2～3	
米格列奈钙	30～60	10	2～3	
DPP-Ⅳ 抑制剂				咽炎、头痛、上呼吸道感染、增加心力衰竭住院风险等
西格列汀	100	100	1	
沙格列汀	5	5	1	
维格列汀	100	50	2	
利格列汀	5	5	1	
阿格列汀	25	25	1	
GLP-1 受体激动剂				胃肠道反应
艾塞那肽	0.01～0.02	0.005, 0.01	2	
利拉鲁肽	0.6～1.8	0.6	1	
度拉糖肽	0.75～1.5/ 周	0.75, 1.5	1 次 / 周	
洛塞那肽	0.1～0.2/ 周	0.1, 0.2	1 次 / 周	

续表

口服降糖药	每日剂量范围 /(mg/d)	每片剂量 /mg	分服次数（每天）	主要不良反应
SGLT-2 抑制剂				
利司那肽	0.01～0.02			
达格列净	10	5, 10	1	生殖泌尿道感染、急性肾损伤（罕见）、骨折风险（罕见）等
恩格列净	10～25	10, 25	1	
卡格列净	100～300	100, 300	1	

注：DPP-Ⅳ，二肽基肽酶 -Ⅳ；GLP-1，胰高血糖素样肽 -1；SGLT-2，钠 - 葡萄糖耦联转运体 2。

表 17-2　常用胰岛素

胰岛素制剂	起效时间	峰值时间 /h	作用持续时间 /h
速效胰岛素类似物（门冬胰岛素）	10～15min	1～2	4～6
速效胰岛素类似物（赖脯胰岛素）	10～15min	1.0～1.5	4～5
速效胰岛素类似物（谷赖胰岛素）	10～15min	1～2	4～6
短效胰岛素（R1）	15～60min	2～4	5～8
中效胰岛素（NPH）	2.5～3.0h	5～7	13～16
长效胰岛素（PZI）	3～5h	8～10	长达 20
长效胰岛素类似物（甘精胰岛素）	2～3h	无峰	长达 30
长效胰岛素类似物（地特胰岛素）	3～4h	3～14	长达 24

续表

胰岛素制剂	起效时间	峰值时间/h	作用持续时间/h
长效胰岛素类似物（德谷胰岛素）	1h	无峰	长达42
预混胰岛素（HI 30R, HI 70/30）	0.5h	2～12	14～24
预混胰岛素（50R）	0.5h	2～3	10～24
预混胰岛素类似物（预混门冬胰岛素30）	10～20min	1～4	14～24
预混胰岛素类似物（预混赖脯胰岛素25）	15min	1.5～3	16～24
预混胰岛素类似物（预混赖脯胰岛素50，预混门冬胰岛素50）	15min	1.5～3	16～24

第二节　不同临床表型的糖尿病

一、1型糖尿病

【概述】

1型糖尿病是指由于胰岛 β 细胞破坏和胰岛素绝对缺乏所引起的糖尿病。根据有无自身免疫发病机制分为自身免疫性1型糖尿病和特发性1型糖尿病。按起病急缓分为暴发型、急发型和缓发型。

【临床特征】

1. 大多在30岁前起病。起病速度存在个体差异，多数起病急剧。儿童、青少年以及年轻人起病较急、病情较重、进展较快，一般以糖尿病酮症酸中毒为首发表现，感染、应激等常为诱因。成人可缓慢发病、病情较轻、进展较慢。

2. 多有典型"三多一少"症状。

3. 空腹或餐后的血清 C 肽浓度明显降低,存在胰岛自身抗体。

4. 未合理治疗、病程 10～15 年以上者可出现各种慢性并发症,其中以糖尿病肾病最为常见。

5. 部分患者在患病初期经胰岛素治疗后,β 细胞功能可有不同程度改善,胰岛素用量减少甚至可停止胰岛素治疗,称为"蜜月"缓解。蜜月期通常不超过 1 年,随后的胰岛素需要量又逐渐增加,酮症倾向始终存在。

【治疗原则】

1 型糖尿病患者因自身胰岛素分泌绝对缺乏,需要外源性胰岛素替代治疗(完全性或部分性),以维持体内糖代谢平衡和生存需要。基础加餐时胰岛素治疗是 1 型糖尿病患者首选胰岛素治疗方案,包括每日多次胰岛素注射(MDI)和持续皮下胰岛素输注(CSII)。应用时需在避免低血糖的前提下尽可能使血糖达标,以减少 1 型糖尿病远期并发症发生风险。胰岛素治疗方案应个体化,方案的制订需综合考虑胰岛功能状态、血糖控制目标、血糖波动幅度、低血糖风险等因素。

【推荐处方】

处方 1. 短效与中效胰岛素的混合物,0.4～0.8U/(kg•d),早餐及晚餐前 30 分钟皮下注射,2 次 /d。

处方 2. 每日多次胰岛素注射

(1) 速效胰岛素类似物或短效胰岛素,起始剂量 0.2U/(kg•d),剂量范围 0.2～0.4U/(kg•d),餐前 30 分钟皮下注射,3 次 /d,3～5 天调整 1 次剂量,每次调整 1～4U。

(2) 中效或长效胰岛素,起始剂量 0.2U/(kg•d),剂量范围 0.2～0.4U/(kg•d),睡前皮下注射 1 次,3～5 天调整 1

次剂量,每次调整 1～4U。

处方 3. 胰岛素泵

(1)速效胰岛素类似物或短效胰岛素,起始剂量 0.2U/(kg•d),剂量范围 0.2～0.3U/(kg•d),餐前 30 分钟胰岛素泵注射,3 次/d,3～5 天调整 1 次剂量,每次调整 1～4U。

(2)速效胰岛素类似物或短效胰岛素,起始剂量 0.2U/(kg•d),剂量范围 0.2～0.3U/(kg•d),分 6 个或更多时间段胰岛素泵注射,3～5 天调整 1 次剂量,每次调整 1～4U。

【注意事项】

1. 常规胰岛素是目前广泛使用的静脉滴注胰岛素剂型。

2. 中效胰岛素、长效胰岛素及其类似物只能用于皮下注射,不能用于静脉滴注。

3. 中效胰岛素、长效胰岛素、长效胰岛素类似物及预混胰岛素不能用于持续皮下胰岛素输注。

4. 目前被批准用于儿童和青少年糖尿病的胰岛素类似物包括门冬胰岛素(2 岁以上)、赖脯胰岛素(12 岁以上)、地特胰岛素(6 岁以上)和甘精胰岛素(6～18 岁适应证获批过程中)。

5. 目前被批准可用于妊娠糖尿病和糖尿病合并妊娠患者的胰岛素类似物制剂是门冬胰岛素和地特胰岛素。

二、2 型糖尿病

【概述】

2 型糖尿病是指以胰岛素抵抗为主伴胰岛素相对不足或胰岛素分泌不足为主伴胰岛素抵抗的一类糖尿病。

【临床特征】

1. 多发生于 40 岁以上人群,常见于肥胖或超重的老年人,起病较缓慢,近年有发病年轻化倾向。

2. 多数无症状，在体检时才被确诊。有症状者常常血糖水平较高或时间较长导致其他病变才被诊断。首发症状多种多样，除多尿、多饮、多食和体重减轻外，视力减退、肢端麻木、尿路感染、皮肤瘙痒、女性外阴瘙痒以及高血糖危象均可为其首发症状。

3. 空腹血浆胰岛素水平正常、较低或偏高，β 细胞储备功能常无明显低下，故在非应激情况下无酮症倾向，治疗不依赖于外源性胰岛素。

4. 急性应激（如重症感染、心肌梗死、脑卒中、创伤、麻醉、手术等）可诱发高血糖高渗状态或糖尿病酮症酸中毒。病程长者可出现各种慢性并发症。

【治疗原则】

糖尿病的医学营养治疗和运动治疗是控制 2 型糖尿病高血糖的基本措施。在饮食和运动不能使血糖控制达标时应及时采用药物治疗。二甲双胍、α- 葡萄糖苷酶抑制剂或促胰岛素分泌剂可作为单药治疗的选择，其中二甲双胍是单药治疗的首选。2 型糖尿病是一种进展性的疾病，在 2 型糖尿病的自然病程中，对外源性的血糖控制手段的依赖会逐渐增大。临床上常需要多类型口服药物、口服药与注射降糖药（胰岛素、GLP-1 受体激动剂）的联合治疗。

【推荐处方】

1. 适用于 2 型糖尿病的单药治疗

处方 1. 二甲双胍，500～2 000mg/d，口服，1～3 次 /d。

处方 2. 格列本脲，2.5～20mg/d，餐前口服，2～3 次 /d。

处方 3. 格列吡嗪，2.5～30mg/d，餐前口服，2～3 次 /d。

处方 4. 格列美脲，1～8mg/d，餐前口服，1 次 /d。

处方 5. 格列齐特，30～120mg/d，餐前口服，1 次 /d。

处方 6. 阿卡波糖，50～300mg/d，餐前立即服用，3 次 /d。

处方 7. 瑞格列奈,1～16mg/d,餐前口服,1～3 次/d。

2. 适用于经方案 1. 单种口服降糖药治疗后,血糖控制不达标[糖化血红蛋白(HbA1c)>7.0%],合并超重、肥胖或低血糖风险的 2 型糖尿病治疗

处方 1. (1)二甲双胍,500～2 000mg/d,口服,1～3 次/d。

(2)磺脲类促胰岛素分泌剂,如格列吡嗪,2.5～30mg/d,餐前口服,2～3 次/d;或格列美脲,1～8mg,餐前口服,1 次/d。

处方 2. (1)二甲双胍,500～2 000mg/d,口服,1～3 次/d。

(2)非磺脲类促胰岛素分泌剂,如瑞格列奈,1～16mg/d,餐前口服,1～3 次/d。

处方 3. (1)二甲双胍,500～2 000mg/d,口服,1～3 次/d。

(2)α- 葡萄糖苷酶抑制剂,如阿卡波糖,100～300mg/d,餐前口服,3 次/d。

处方 4. (1)二甲双胍,500～2 000mg/d,口服,1～3 次/d。

(2)DDP-IV 抑制剂,如西格列汀,100mg/d,口服,1 次/d。

处方 5. (1)二甲双胍,500～2 000mg/d,口服,1～3 次/d。

(2)SGLT-2 抑制剂,如达格列净,10mg/d,餐前口服,1 次/d。

处方 6. (1)二甲双胍,500～2 000mg/d,口服,1～3 次/d。

(2)噻唑烷二酮类,如罗格列酮,4～8mg/d,口服,1 次/d。

处方 7. (1)二甲双胍,500～2 000mg/d,口服,1～3 次/d。

(2)GLP-1 受体激动剂,如利拉鲁肽,0.6～1.8mg/d,

皮下注射,1 次 /d。

处方 8. (1)二甲双胍,500～2 000mg/d,1～3 次 /d。

(2)中效、长效胰岛素或长效胰岛素类似物,起始剂量 0.2U/(kg•d),睡前皮下注射 1 次,3～5 天调整 1 次剂量,每次调整 1～4U。

合并超重或肥胖:

处方 9. (1)二甲双胍,500～2 000mg/d,口服,1～3 次 /d。

(2)SGLT2 抑制剂,如达格列净,10mg/d,餐前口服,1 次 /d。

处方 10. (1)二甲双胍,500～2 000mg/d,口服,1～3 次 /d。

(2)α- 葡萄糖苷酶抑制剂,如阿卡波糖,100～300mg/d,餐前立即服用,3 次 /d。

处方 11. (1)二甲双胍,500～2 000mg/d,口服,1～3 次 /d。

(2)DDP-Ⅳ抑制剂,如西格列汀,100mg/d,口服,1 次 /d。

合并低血糖风险:

处方 12. (1)二甲双胍,500～2 000mg/d,口服,1～3 次 /d。

(2)SGLT-2 抑制剂,如达格列净,10mg/d,餐前口服,1 次 /d。

处方 13. (1)二甲双胍,500～2 000mg/d,口服,1～3 次 /d。

(2)α- 葡萄糖苷酶抑制剂,如阿卡波糖,100～300mg/d,餐前立即服用,3 次 /d。

处方 14. (1)二甲双胍,500～2 000mg/d,口服,1～3 次 /d。

(2)DDP-Ⅳ抑制剂,如西格列汀,100mg/d,口服,1 次 /d。

处方 15. (1)二甲双胍,500～2 000mg/d,口服,1～

3次/d。

（2）噻唑烷二酮类，如罗格列酮，4～8mg/d，口服，1次/d。

3. 适用于经方案1. 单种口服降糖药治疗后，血糖控制不达标（HbA1c>7.0%），且合并 ASCVD 或高危因素、心力衰竭、慢性肾病的2型糖尿病治疗

合并有 ASCVD 或高危因素：

处方1.（1）二甲双胍，500～2 000mg/d，口服，1～3次/d。

（2）SGLT-2 抑制剂，如达格列净，10mg/d，餐前口服，1次/d。

处方2.（1）二甲双胍，500～2 000mg/d，口服，1～3次/d。

（2）GLP-1 受体激动剂，如利拉鲁肽，0.6～1.8mg/d，皮下注射，1次/d。

合并有心力衰竭：

处方（1）二甲双胍，500～2 000mg/d，口服，1～3次/d。

（2）SGLT-2 抑制剂，如达格列净，10mg/d，餐前口服，1次/d。

合并有慢性肾病：

处方1.（1）二甲双胍，500～2 000mg/d，口服，1～3次/d。

（2）SGLT-2 抑制剂，如达格列净，10mg/d，餐前口服，1次/d。

处方2.（1）二甲双胍，500～2 000mg/d，口服，1～3次/d。

（2）GLP-1 受体激动剂，如利拉鲁肽，0.6～1.8mg/d，皮下注射，1次/d。

4. 适用于经方案2. 或3. 治疗后，血糖控制不达标（HbA1c>7.0%）的2型糖尿病治疗

处方1.（1）二甲双胍，500～2 000mg/d，口服，1～

3次/d。

（2）磺脲类促胰岛素分泌剂，如格列吡嗪，2.5～30mg/d，餐前口服，2～3次/d。

（3）α-葡萄糖苷酶抑制剂，如阿卡波糖，100～300mg/d，餐前立即服用，3次/d。

处方2.（1）二甲双胍，500～2 000mg/d，口服，1～3次/d。

（2）磺脲类促胰岛素分泌剂，如格列吡嗪，2.5～30mg/d，餐前口服，2～3次/d。

（3）DDP-Ⅳ抑制剂，如西格列汀，100mg/d，口服，1次/d。

处方3.（1）二甲双胍，500～2 000mg/d，口服，1～3次/d。

（2）磺脲类促胰岛素分泌剂，如格列吡嗪，2.5～30mg/d，餐前口服，2～3次/d。

（3）噻唑烷二酮类，如罗格列酮，4～8mg/d，口服，1次/d。

处方4.（1）二甲双胍，500～2 000mg/d，口服，1～3次/d。

（2）磺脲类促胰岛素分泌剂，如格列吡嗪，2.5～30mg/d，餐前口服，2～3次/d。

（3）SGLT-2抑制剂，如达格列净，10mg/d，餐前口服，1次/d。

处方5.（1）二甲双胍，500～2 000mg/d，口服，1～3次/d。

（2）磺脲类促胰岛素分泌剂，如格列吡嗪，2.5～30mg/d，餐前口服，2～3次/d。

（3）噻唑烷二酮类，如罗格列酮，4～8mg/d，口服，1次/d。

处方6.（1）二甲双胍，500～2 000mg/d，口服，1～3次/d。

（2）DDP-Ⅳ抑制剂，如西格列汀，100mg/d，口服，

1 次 /d。

（3）α- 葡萄糖苷酶抑制剂，如阿卡波糖，100～300mg/d，餐前立即服用，3 次 /d。

处方 7.（1）二甲双胍，500～2 000mg/d，口服，1～3 次 /d。

（2）DDP-Ⅳ抑制剂，如西格列汀，100mg/d，口服，1 次 /d。

（3）SGLT-2 抑制剂，如达格列净，10mg/d，餐前口服，1 次 /d。

处方 8.（1）二甲双胍，500～2 000mg/d，口服，1～3 次 /d。

（2）α- 葡萄糖苷酶抑制剂，如阿卡波糖，100～300mg/d，餐前立即服用，3 次 /d。

（3）GLP-1 受体激动剂，如利拉鲁肽，0.6～1.8mg/d，皮下注射，1 次 /d。

处方 9.（1）二甲双胍，500～2 000mg/d，口服，1～3 次 /d。

（2）α- 葡萄糖苷酶抑制剂，如阿卡波糖，100～300mg/d，餐前立即服用，3 次 /d。

（3）噻唑烷二酮类，如罗格列酮，4～8mg/d，1 次 /d。

处方 10.（1）二甲双胍，500～2 000mg/d，1～3 次 /d。

（2）α- 葡萄糖苷酶抑制剂，如阿卡波糖，100～300mg/d，餐前立即服用，3 次 /d。

（3）中效、长效胰岛素或长效胰岛素类似物，起始剂量 0.2U/（kg•d），睡前皮下注射 1 次，3～5 天调整 1 次剂量，每次调整 1～4U。

处方 11.（1）二甲双胍，500～2 000mg/d，口服，1～3 次 /d。

（2）短效与中效胰岛素的混合物，起始剂量 0.2U/（kg•d），晚餐前 30 分钟皮下注射，3～5 天调整 1 次剂量，每次调整 1～4U。

（3）GLP-1 受体激动剂，如利拉鲁肽，0.6～1.8mg/d，

皮下注射，1 次 /d。

处方 12.（1）二甲双胍，500～2 000mg/d，口服，1～
3 次 /d。

（2）SGLT-2 抑制剂，如达格列净，10mg/d，餐前口服，
1 次 /d。

（3）短效与中效胰岛素的混合物，起始剂量 0.2U/
（kg•d），晚餐前 30 分钟皮下注射，3～5 天调整 1 次剂量，
每次调整 1～4U。

5. 适用于经方案 3. 或 4. 治疗后，血糖控制不达标
（HbA1c>7.0%）的 2 型糖尿病治疗

处方 1. 短效与中效胰岛素的混合物，0.4～0.8U/
（kg•d），早餐及晚餐前 30 分钟皮下注射，3 次 /d。

处方 2. 每日多次胰岛素注射：

（1）速效胰岛素类似物或短效胰岛素，起始剂量 0.2U/
（kg•d），剂量范围 0.2～0.4U/（kg•d），餐前 30 分钟皮下注
射，3 次 /d，3～5 天调整 1 次剂量，每次调整 1～4U。

（2）中效或长效胰岛素，起始剂量 0.2U/（kg•d），剂量
范围 0.2～0.4U/（kg•d），睡前皮下注射 1 次，3～5 天调整 1
次剂量，每次调整 1～4U。

处方 3. 胰岛素泵：

（1）速效胰岛素类似物或短效胰岛素，起始剂量 0.2U/
（kg•d），剂量范围 0.2～0.3U/（kg•d），餐前 30 分钟胰岛素
泵注射，3 次 /d，3～5 天调整 1 次剂量，每次调整 1～4U。

（2）速效胰岛素类似物或短效胰岛素，起始剂量 0.2U/
（kg•d），剂量范围 0.2～0.3U/（kg•d），分 6 个或更多时间段
胰岛素泵注射，3～5 天调整 1 次剂量，每次调整 1～4U。

6. 糖尿病的中药治疗

处方 1. 消渴丸，成分为葛根、天花粉、黄芪、生地黄、
玉米须、南五味子、山药、格列本脲，用于气阴两虚所致的
消渴病。规格为每 10 丸重 2.5g（含格列本脲 2.5mg）。5～
10 丸，餐前温开水送服，2～3 次 /d。注意：1 型糖尿病和 2
型糖尿病伴酮症酸中毒、昏迷、严重烧伤、感染或重大手术

者等禁用。

处方 2. 参芪降糖胶囊,成分为人参茎叶皂苷、五味子、黄芪、山药、地黄、覆盆子、麦冬、茯苓、天花粉、泽泻、枸杞子,益气养阴、滋脾补肾,用于 2 型糖尿病。规格为 0.35g/ 粒。3 粒, 口服, 3 次 /d, 疗程为 1 个月。注意: 有实热症者禁用。

【注意事项】

1. 低血糖是糖尿病治疗过程中最主要的不良反应,可危及生命。低血糖的临床表现与血糖水平以及血糖下降速度有关,可表现为交感神经兴奋(如心悸、焦虑、出汗、饥饿感等)和中枢神经症状(如神志改变、认知障碍、抽搐和昏迷)。也有无症状性低血糖。

2. 胰岛素、磺脲类和非磺脲类促胰岛素分泌剂均可引起低血糖。其他降血糖药与上述药物合用也可增加发生低血糖的风险。除此之外,双胍类的不良反应主要是胃肠道反应,严重的可出现乳酸酸中毒,心、肝、肾功能损害者不宜用。

3. 为避免低血糖导致严重的后果,糖尿病患者应常备含糖食物,以便及时食用。血糖≤3.9mmoL,则需补充葡萄糖或含糖食物。严重的低血糖需要根据患者的意识和血糖情况给予相应的治疗和监护,意识清楚者口服 15~20g 糖类食品(以葡萄糖为佳),意识模糊者给予 50% 葡萄糖注射液 20ml 静脉推注或胰高血糖素 0.5~1mg 肌内注射,并每 15 分钟监测 1 次血糖。

第三节　糖尿病急慢性并发症

一、糖尿病酮症酸中毒

【概述】

糖尿病酮症酸中毒(DKA)是由于胰岛素严重缺乏引

起的糖、脂肪和蛋白质代谢严重紊乱的综合征,临床以高血糖(16.7～33.3mmol/L)、血酮体升高和代谢性酸中毒为主要表现。1型糖尿病患者有发生DKA的倾向;2型糖尿病患者亦可发生DKA,若仅有酮症而无酸中毒称为糖尿病酮症。

【临床特征】

1. 常有诱因包括急性感染、胰岛素不适当减量或突然中断治疗、饮食不当、胃肠疾病、脑卒中、心肌梗死、创伤、手术、妊娠、分娩、精神刺激等。

2. 起病较急,在发病前数天可有多尿、烦渴、多饮和乏力症状的加重。

3. 失代偿阶段出现食欲减退、恶心、呕吐、腹痛,常伴头痛、烦躁、嗜睡等症状,呼吸深快,呼气中有烂苹果味(丙酮气味)。

4. 病情进一步发展,出现严重失水现象,尿量减少、皮肤黏膜干燥、眼球下陷,脉快而弱,血压下降、四肢厥冷。

5. 到晚期,各种反射迟钝甚至消失,终至昏迷。

6. 典型生化表现为血清酮体升高或尿糖和酮体阳性伴血糖增高,血pH和/或二氧化碳结合力降低。

【治疗原则】

尽快补液以恢复血容量、纠正失水状态,降低血糖,纠正电解质及酸碱平衡失调,同时积极寻找和消除诱因,防治并发症,降低病死率。对单有酮症者,需适当补充液体和胰岛素治疗,直到酮体消失。

【推荐处方】

1. 第一阶段治疗

处方 (1)生理盐水,第1小时速度为15～20ml/(kg•h),随后根据脱水程度、电解质水平、尿量等调整补液量和速度。一般开始 2 小时内输入 1 000～2 000ml,第 3～6 小时再输入 1 000～2 000ml。

(2)胰岛素,连续静脉滴注,剂量为 0.1U/(kg·h)或成人 5～7U/h。

(3)氯化钾,需尿量正常或尿量≥40ml/h 方可使用,以 1.5～3.0g/L 随补液进行。

(4)碳酸氢钠,pH 6.9～7.0 时,50mmol(约 5% 碳酸氢钠注射液 84ml)配入 200ml 注射用水;pH 低于 6.9,则 100mmol 配入 400ml 注射用水;以 200ml/h 的速度静脉滴注。

2. 第二阶段治疗(血糖降到 13.9mmol/L 以下)

处方 (1)5% 葡萄糖注射液或葡萄糖氯化钠注射液,根据血压、心率、尿量、周围循环状况等调整补液量和速度。一般第一个 24 小时输液总量为体重的 10% 或 4 000～6 000ml。

(2)胰岛素,连续静脉滴注,剂量为 0.02～0.05U/(kg·h)或成人 3～6U/h。

(3)氯化钾,需尿量正常或尿量≥40ml/h 方可使用,以 1.5～3.0g/L 随补液进行。

(4)碳酸氢钠,pH 6.9～7.0 时,50mmol(约 5% 碳酸氢钠注射液 84ml)配入 200ml 注射用水;pH 低于 6.9,则 100mmol 配入 400ml 注射用水;以 200ml/h 的速度静脉滴注。

【注意事项】

1. 补液能纠正失水,恢复血容量和肾灌注,有助于降低血糖和清除酮体。但对心、肾功能不全者,在补液过程中要监测血浆渗透压,并经常对患者心脏、肾脏、神经系统状况进行评估以防止补液过多。

2. 当 DKA 患者血糖≤13.9mmol/L 时,须补充 5% 葡萄糖注射液并继续胰岛素治疗,胰岛素输入量减少至 0.05～0.10U/(kg·h),直至血清酮体、血糖均得到控制。缓解标准参考如下：血糖<11.1mmol/L，血清酮体<0.3mmol/L，血清 HCO_3^-≥15mmol/L，血 pH>7.3，阴离子间隙≤12mmol/L。

3. 若血钾水平处在 3.5～5.2mmol/L，在开始胰岛素和补液治疗后补钾可预防低钾血症；若血钾水平处在 3.3～3.5mmol/L，在开始胰岛素和补液治疗后补钾可改善低钾血症；血钾水平低于 3.3mmol/L，应优先进行补钾治疗，当血钾升至 3.5mmol/L 时，再开始胰岛素治疗，以免发生心律失常、心搏骤停和呼吸肌麻痹。

4. DKA 患者在注射胰岛素治疗后会抑制脂肪分解，进而纠正酸中毒，一般认为无须额外补碱。但严重的代谢性酸中毒可能会引起心肌受损、脑血管扩张、严重的胃肠道并发症以及昏迷等严重并发症。指南推荐仅对 pH<7.0 的患者考虑适当补碱治疗。每 2 小时测定 1 次血 pH，直至其维持在 7.0 以上。治疗中加强复查，防止过量。

二、高血糖高渗状态

【概述】

高血糖高渗状态（HHS）是糖尿病的严重急性并发症之一，临床以严重高血糖而无明显酮症酸中毒、血浆渗透压显著升高、脱水和意识障碍为特征。HHS 的发生率低于 DKA，且多见于老年 2 型糖尿病患者，好发年龄 50～70 岁，男女发病率大致相同。

【临床特征】

1. 起病隐匿，一般从开始发病到出现意识障碍需要 1～2 周，偶尔急性起病，约 30%~40% 无糖尿病病史。

2. 常先出现口渴、多尿和乏力等糖尿病症状，或原有症状进一步加重，多食不明显，有时甚至厌食。

3. 病情逐渐加重出现典型症状，主要表现为脱水和神经系统两组症状和体征。通常患者的血浆渗透压>320mOsm/L 时，即可出现精神症状，如淡漠、嗜睡等；当血浆渗透压>350mOsm/L 时,可出现定向力障碍、幻觉、上肢拍击样震颤、癫痫样发作、偏瘫、偏盲、失语、视觉障碍、昏迷和阳性病理征。

4. 生化检查表现(诊断标准)为:血糖≥33.3mmol/L;有效血浆渗透压≥320mOsm/L;血清 HCO_3^-≥18mmol/L 或动脉血 pH≥7.30;尿糖呈强阳性,而血清酮体及尿酮体阴性或为弱阳性;阴离子间隙 <12mmol/L。

【治疗原则】

HHS 病情危重,病死率高达 40% 以上,故需特别强调有效预防、早期诊断和积极治疗。治疗主要包括积极补液,纠正脱水;小剂量胰岛素静脉滴注控制血糖;纠正水、电解质和酸碱失衡以及去除诱因和治疗并发症。

【推荐处方】

1. 第一阶段治疗

处方　生理盐水,第 1 小时给予 1.0～1.5L,速度与 DKA 治疗相仿,随后根据脱水程度、电解质水平、血渗透压、尿量等调整补液量和速度。24 小时总的补液量一般应为 100～200ml/kg。

2. 对于方案 1. 治疗后血糖仍大于 16.7mmol/L 的患者

处方　(1)生理盐水,补液量和速度根据脱水程度、电解质水平、血渗透压、尿量等制订。24 小时总的补液量一般应为 100～200ml/kg。

(2)胰岛素,连续静脉滴注,剂量为 0.1U/(kg·h)。

(3)氯化钾,需尿量正常或尿量≥40ml/h 方可使用,以 1.5～3.0g/L 随补液进行。

3. 第二阶段治疗(血糖降到 16.7mmol/L 以下)

处方　(1)5% 葡萄糖注射液或葡萄糖氯化钠注射液(每 2～4g 葡萄糖加胰岛素 1U),根据血压、心率、尿量、周围循环状况等调整补液量和速度。

(2)胰岛素,连续静脉滴注,滴注速度为 0.02～0.05U/

（kg•h），不断调整胰岛素用量和葡萄糖浓度，使血糖维持在 13.9～16.7mmol/L，直至 HHS 高血糖危象的表现消失。

【注意事项】

1．治疗开始时应每小时检测或计算血有效渗透压［公式：$2×([Na^+]+[K^+])(mmol/L)+$ 血糖（mmol/L）］，并据此调整输液速度以使其逐渐下降，速度为 3～8mOsmol/（kg•h）。

2．当补足液体而血浆渗透压不再下降或血钠升高时，可考虑给予 0.45% 氯化钠溶液。

3．24 小时血钠下降速度应不超过 10mmol/L。

4．HHS 患者发生静脉血栓的风险显著高于 DKA 患者，高钠血症及抗利尿激素分泌增多可促进血栓形成。除非有禁忌证，否则建议患者住院期间接受低分子量肝素预防性抗凝治疗。

三、糖尿病肾病

【概述】

糖尿病肾病（DKD）是指由糖尿病所致的慢性肾病（CKD）。我国约 20%～40% 的糖尿病患者合并糖尿病肾病，现已成为 CKD 和终末期肾病的主要原因。糖尿病肾病的危险因素包括年龄、病程、血压、肥胖（尤其是腹型肥胖）、血脂、尿酸、环境污染物等。诊断主要依赖于尿白蛋白和 eGFR 水平，治疗强调以降糖和降压为基础的综合治疗，规律随访和适时转诊可改善糖尿病肾病预后。

【临床特征】

1．可伴有水肿和高血压，部分呈肾病综合征表现；多数伴有糖尿病视网膜病变。

2．白蛋白尿　尿白蛋白排泄率（UAER）≥30mg/24h，尿白蛋白－肌酐比值（UACR）≥30mg/g（3mg/mmol），尿沉

渣异常。

3. 血肌酐降低, eGFR<60ml/(min·1.73m²)。

4. 其他肾脏受损标志　由于肾小管功能紊乱导致的电解质及其他异常,组织学检测异常,影像学检查有结构异常,有肾脏移植病史等。

【治疗原则】

2 型糖尿病常合并慢性肾病,除了糖尿病肾病外,也包括在糖尿病患者中其他原因引起的肾损害,如慢性肾小球肾炎、高血压肾损害等,常见 2 型糖尿病合并慢性肾病患者的血糖管理都是相似的。

治疗 2 型糖尿病合并慢性肾病的理想降糖策略是在有效降糖的同时,不增加低血糖发生的风险,同时避免诱发乳酸酸中毒或增加心力衰竭风险。口服降糖药的选择应基于药物的药代动力学和药效动力学特征以及患者的肾功能水平综合判断。

轻、中度肾功能不全患者优先选择从肾脏排泄较少的降糖药,一般而言,当 GFR 低于 60ml/(min·1.73m²)时大多数口服降糖药物需酌情减量或停药。口服降糖药在不同肾功能分期的使用可见表 17-3。严重肾功能不全患者应采用胰岛素治疗,宜选择速效或短效胰岛素,以减少低血糖的发生。

表 17-3　各类口服降糖药在糖尿病肾病中的使用推荐

药物	肾功能不全的使用范围（GFR）	能否用于透析
双胍类		
二甲双胍	GFR≥60ml/(min·1.73m²):可以使用; GFR 45～59ml/(min·1.73m²):仅可在不增加乳酸酸中毒的情况下谨慎使用; GFR<45ml/(min·1.73m²):禁用	否

续表

药物	肾功能不全的使用范围 （GFR）	能否用 于透析
磺脲类		
格列本脲	GFR≥60ml/（min•1.73m²）：可以使用； GFR<60ml/（min•1.73m²）：禁用	否
格列美脲	GFR≥60ml/（min•1.73m²）：无须剂量 调整； GFR 45～59ml/（min•1.73m²）：减量； GFR<45ml/（min•1.73m²）：禁用	否
格列吡嗪	GFR≥60ml/（min•1.73m²）：可以使用； GFR 30～59ml/（min•1.73m²）：减量； GFR<30ml/（min•1.73m²）：禁用	否
格列喹酮	GFR≥30ml/（min•1.73m²）：可以使用； GFR 15～29ml/（min•1.73m²）：证据有 限,谨慎使用； GFR<15ml/（min•1.73m²）：禁用	否
格列齐特	GFR≥60ml/（min•1.73m²）：可以使用； GFR 45～59ml/（min•1.73m²）：减量； GFR 30～44ml/（min•1.73m²）：证据有 限,谨慎使用； GFR<30ml/（min•1.73m²）：禁用	否
格列奈类		
瑞格列奈	可以使用,无须剂量调整	能
那格列奈	可以使用,无须剂量调整	能
米格列奈	慎用	—
噻唑烷二酮类		
吡格列酮	GFR≥45ml/（min•1.73m²）：可以使用； GFR<45ml/（min•1.73m²）：证据有限, 谨慎使用	谨慎 使用
罗格列酮	无须剂量调整	谨慎 使用

续表

药物	肾功能不全的使用范围 （GFR）	能否用 于透析
α-葡萄糖苷酶抑制剂		
阿卡波糖	GFR≥30ml/（min•1.73m²）：可以使用； GFR<30ml/（min•1.73m²）：慎用	否
伏格列波糖	GFR≥30ml/（min•1.73m²）：可以使用； GFR<30ml/（min•1.73m²）：慎用	否
米格列醇	GFR<30ml/（min•1.73m²）：禁用； 肌酐>2.0mg/dl：慎用	—
DDP-Ⅳ抑制剂		
西格列汀	GFR≥50ml/（min•1.73m²）：可以使用； GFR 30～49ml/（min•1.73m²）：50mg/d； GFR<30ml/（min•1.73m²）：25mg/d	能
沙格列汀	GFR≥50ml/（min•1.73m²）：可以使用； GFR 30～49ml/（min•1.73m²）：2.5mg/d； GFR<30ml/（min•1.73m²）：禁用	否
维格列汀	GFR≥50ml/（min•1.73m²）：可以使用； GFR<50ml/（min•1.73m²）：50mg/d	能
利格列汀	可以使用	能
阿格列汀	GFR≥60ml/（min•1.73m²）：可以使用； GFR 30～59ml/（min•1.73m²）：12.5mg/d； GFR<30ml/（min•1.73m²）：6.25mg/d	谨慎 使用
SGLT-2抑制剂		
达格列净	GFR≥45ml/（min•1.73m²）：可以使用； GFR30～45ml/（min•1.73m²）：慎用； GFR<30ml/（min•1.73m²）：禁用	否
恩格列净	GFR≥45ml/（min•1.73m²）：可以使用； GFR<45ml/（min•1.73m²）：禁用	否
卡格列净	GFR≥60ml/（min•1.73m²）：可以使用； GFR 45～60ml/（min•1.73m²）：减量； GFR<45ml/（min•1.73m²）：禁用	否

续表

药物	肾功能不全的使用范围（GFR）	能否用于透析
GLP-1 受体激动剂		
艾塞那肽	GFR≥30ml/(min•1.73m²)：可以使用； GFR<30ml/(min•1.73m²)：禁用	否
利拉鲁肽	GFR≥15ml/(min•1.73m²)：可以使用； GFR<15ml/(min•1.73m²)：禁用	否
度拉糖肽	GFR≥15ml/(min•1.73m²)：可以使用； GFR<15ml/(min•1.73m²)：禁用	否
洛塞那肽	GFR≥60ml/(min•1.73m²)：可以使用； GFR<60ml/(min•1.73m²)：减量	否

【推荐处方】

口服降糖药和/或胰岛素的种类与剂量应根据患者糖尿病类型、血糖情况、肾功能水平、药物特征等方面进行个体化的选择和调整。以下为不同肾功能情况下各种降糖药的剂量推荐。

1. 适用于 CKD 1～2 期[GFR≥60ml/(min•1.73m²)]的糖尿病患者

处方 1. 二甲双胍，500～2 000mg/d，口服，1～3 次/d。

处方 2. 格列本脲，2.5～20mg/d，餐前口服，2～3 次/d。

处方 3. 格列美脲，1～8mg/d，餐前口服，1 次/d。

处方 4. 格列吡嗪，2.5～30mg/d，餐前口服，2～3 次/d。

处方 5. 格列喹酮，30～180mg/d，通常剂量为 30mg，早餐前口服，1 次/d。

处方 6. 格列齐特缓释片，30～120mg/d，早餐前口服，1 次/d。

处方 7. 瑞格列奈，常与二甲双胍合用，1.5～16mg/d，初始剂量 0.5mg，单次最大剂量 4mg，餐前 15 分钟内口服，3 次/d。

处方 8. 那格列奈,60～360mg/d,初始剂量 60mg,根据病情逐渐增加剂量,餐前 15 分钟内口服,3 次/d。

处方 9. 盐酸吡格列酮,15～45mg/d,初始剂量 15mg,根据病情逐渐增加剂量,口服,与进食无关,1 次/d,合并充血性心力衰竭和肝功能不全者应谨慎使用。

处方 10. 马来酸罗格列酮,4～8mg/d,初始剂量 4mg,根据病情逐渐增加剂量,口服,与进食无关,1 次/d。

处方 11. 阿卡波糖,100～300mg/d,餐前立即服用,3 次/d。

处方 12. 伏格列波糖,0.6～0.9mg/d,初始剂量 0.2mg,根据病情可增加至 0.3mg,餐前立即服用,3 次/d。

处方 13. 米格列醇,100～300mg/d,初始剂量 25mg,维持剂量 50mg,根据病情逐渐增加剂量,餐前立即服用,3 次/d。

处方 14. 西格列汀,100mg/d,口服,1 次/d,与进食无关。

处方 15. 沙格列汀,5mg/d,口服,1 次/d,与进食无关。

处方 16. 维格列汀,常与二甲双胍合用,100mg/d,口服,2 次/d,与进食无关。

处方 17. 阿格列汀,25mg/d,口服,1 次/d,与进食无关。

处方 18. 利格列汀,5mg/d,口服,1 次/d,与进食无关。

处方 19. 达格列净,5～10mg/d,初始剂量 5mg,根据病情可增加至 10mg,餐前服用,1 次/d。

处方 20. 恩格列净,10～25mg/d,初始剂量 10mg,根据病情可增加至 25mg,空腹或进食后服用,1 次/d。

处方 21. 卡格列净,100～300mg/d,初始剂量 100mg,根据病情可增加至 300mg,空腹服用,1 次/d。

处方 22. 艾塞那肽,10～20μg/d,初始剂量 5μg,根据病情可增加至 10μg,早餐和晚餐前 1 小时,皮下注射,

2 次 /d。

处方 23. 利拉鲁肽，0.6～1.8mg/d，初始剂量 0.6mg，1 周后可增加至 1.2mg，直至 1.8mg，早餐前皮下注射，1 次 /d。

处方 24. 度拉糖肽，0.75～1.5mg/ 周，初始剂量 0.75mg，可增加至 1.5mg，早餐前皮下注射，1 次 / 周。

处方 25. 洛塞那肽，0.1～0.2mg/ 周，初始剂量 0.1mg，可增加至 0.2mg，早餐前皮下注射，1 次 / 周。

2. 适用于 CKD 3a 期 [GFR 45～59ml/（min•1.73m²）] 的糖尿病患者

处方 1. 二甲双胍，500～2 000mg/d，口服，1～3 次 /d。

处方 2. 格列美脲，原剂量 1～8mg/d，餐前口服，1 次 /d；需减量使用。

处方 3. 格列吡嗪，原剂量 2.5～30mg/d，餐前口服，2～3 次 /d；需减量使用。

处方 4. 格列喹酮，30～180mg/d，通常剂量为 30mg，早餐前口服，1 次 /d；无须调整剂量。

处方 5. 格列齐特缓释，原剂量 30～120mg/d，早餐前口服，1 次 /d；需减量使用。

处方 6. 瑞格列奈，常与二甲双胍合用，1.5～16mg/d，初始剂量 0.5mg，单次最大剂量 4mg，餐前 15 分钟内口服，3 次 /d；无须调整剂量。

处方 7. 那格列奈，60～360mg/d，初始剂量 60mg，根据病情逐渐增加剂量，餐前 15 分钟内口服，3 次 /d；无须调整剂量。

处方 8. 吡格列酮，15～45mg/d，初始剂量 15mg，根据病情逐渐增加剂量，口服，与进食无关，1 次 /d，合并充血性心力衰竭和肝功能不全者应谨慎使用；无须调整剂量。

处方 9. 马来酸罗格列酮，4～8mg/d，初始剂量 4mg，根据病情逐渐增加剂量，口服，与进食无关，1 次 /d；无须调整剂量。

处方 10. 阿卡波糖，100～300mg/d，餐前立即服用，3 次 /d；无须调整剂量。

处方 11. 伏格列波糖，0.6～0.9mg/d，初始剂量0.2mg，根据病情可增加至 0.3mg，餐前立即服用，3 次 /d；无须调整剂量。

处方 12. 米格列醇，100～300mg/d，初始剂量 25mg，维持剂量 50mg，根据病情逐渐增加剂量，餐前立即服用，3 次 /d；无须调整剂量。

处方 13. 磷酸西格列汀，原剂量 100mg/d，口服，1 次 /d；GFR≥50ml/（min•1.73m^2）时，无须调整剂量；GFR 30～49ml/（min•1.73m^2）时，调整剂量至 50mg/d。

处方 14. 沙格列汀，原剂量 5mg/d，口服，1 次 /d；GFR≥50ml/（min•1.73m^2）时，无须调整剂量；GFR 30～49ml/（min•1.73m^2）时，调整剂量至 2.5mg/d。

处方 15. 维格列汀，常与二甲双胍合用，原剂量100mg/d，口服，2 次 /d；GFR≥50ml/（min•1.73m^2）时，无须调整剂量；GFR 30～49ml/（min•1.73m^2）时，调整剂量至50mg/d。

处方 16. 苯甲酸阿格列汀，原剂量 25mg/d，口服，1 次 /d；需调整剂量至 12.5mg/d。

处方 17. 利格列汀，5mg，口服，1 次 /d。

处方 18. 达格列净，5～10mg/d，初始剂量 5mg，根据病情可增加至 10mg，餐前服用，1 次 /d。

处方 19. 恩格列净，10～25mg/d，初始剂量 10mg，根据病情可增加至 25mg，空腹或进食后服用，1 次 /d。

处方 20. 艾塞那肽，10～20μg/d，初始剂量 5μg，根据病情可增加至 10μg，早餐和晚餐前 1 小时，皮下注射，2 次 /d。

处方 21. 利拉鲁肽，0.6～1.8mg/d，初始剂量 0.6mg，1 周后可增加至 1.2mg，直至 1.8mg，早餐前皮下注射，1 次 /d。

处方 22. 度拉糖肽，0.75～1.5mg/ 周，初始剂量

0.75mg，可增加至 1.5mg，早餐前皮下注射，1 次/周。

3. 适用于 CKD 3b 期[GFR 30～44ml/(min•1.73m²)]的糖尿病患者

处方 1. 格列吡嗪，原剂量 2.5～30mg/d，餐前口服，2～3 次/d；需减量使用。

处方 2. 格列喹酮，30～180mg/d，通常剂量为 30mg，早餐前口服，1 次/d；无须调整剂量。

处方 3. 格列齐特缓释，原剂量 30～120mg/d，早餐前口服，1 次/d；证据有限，谨慎使用。

处方 4. 瑞格列奈，常与二甲双胍合用，1.5～16mg/d，初始剂量 0.5mg，单次最大剂量 4mg，餐前 15 分钟内口服，3 次/d；无须调整剂量。

处方 5. 那格列奈，60～360mg/d，初始剂量 60mg，根据病情逐渐增加剂量，餐前 15 分钟内口服，3 次/d；无须调整剂量。

处方 6. 盐酸吡格列酮，原剂量 15～45mg/d，初始剂量 15mg，根据病情逐渐增加剂量，口服，与进食无关，1 次/d，合并充血性心力衰竭和肝功能不全者应谨慎使用；证据有限，谨慎使用。

处方 7. 马来酸罗格列酮，4～8mg/d，初始剂量 4mg，根据病情逐渐增加剂量，口服，与进食无关，1 次/d；无须调整剂量。

处方 8. 阿卡波糖，100～300mg/d，餐前立即服用，3 次/d；无须调整剂量。

处方 9. 伏格列波糖，0.6～0.9mg/d，初始剂量 0.2mg，根据病情可增加至 0.3mg，餐前立即服用，3 次/d；无须调整剂量。

处方 10. 米格列醇，100～300mg/d，初始剂量 25mg，维持剂量 50mg，根据病情逐渐增加剂量，餐前立即服用，3 次/d；无须调整剂量。

处方 11. 磷酸西格列汀，原剂量 100mg/d，口服，1 次/d；需调整剂量至 50mg/d。

处方 12. 沙格列汀，原剂量 5mg/d，口服，1 次 /d；需调整剂量至 2.5mg/d。

处方 13. 维格列汀，常与二甲双胍合用，原剂量 100mg/d，口服，2 次 /d；GFR≥50ml/(min•1.73m^2) 时，无须调整剂量；GFR 30～49ml/(min•1.73m^2) 时，调整剂量至 50mg/d。

处方 14. 苯甲酸阿格列汀，原剂量 25mg/d，口服，1 次 /d；需调整剂量至 12.5mg/d。

处方 15. 利格列汀，5mg/d，口服，1 次 /d。

处方 16. 艾塞那肽，10～20μg/d，初始剂量 5μg，根据病情可增加至 10μg，早餐和晚餐前 1 小时，皮下注射，2 次 /d。

处方 17. 利拉鲁肽，0.6～1.8mg/d，初始剂量 0.6mg，1 周后可增加至 1.2mg，直至 1.8mg，早餐前皮下注射，1 次 /d。

处方 18. 度拉糖肽，0.75～1.5mg/ 周，初始剂量 0.75mg，可增加至 1.5mg，早餐前皮下注射，1 次 / 周。

4. 适用于 CKD 4 期[GFR 15～29ml/(min•1.73m^2)] 的糖尿病患者

处方 1. 格列喹酮，30～180mg/d，通常剂量为 30mg，早餐前口服，1 次 /d；证据有限，谨慎使用。

处方 2. 瑞格列奈，常与二甲双胍合用，1～16mg/d，初始剂量 0.5mg，单次最大剂量 4mg，餐前 15 分钟内口服，3 次 /d；无须调整剂量。

处方 3. 那格列奈，120～360mg/d，初始剂量 90mg，根据病情逐渐增加剂量，餐前 10 分钟内口服，3 次 /d；无须调整剂量。

处方 4. 盐酸吡格列酮，原剂量 15～45mg/d，初始剂量 15mg，根据病情逐渐增加剂量，口服，与进食无关，1 次 /d，合并充血性心力衰竭和肝功能不全者应谨慎使用；证据有限，谨慎使用。

处方 5. 马来酸罗格列酮，4～8mg/d，初始剂量 4mg，根据病情逐渐增加剂量,口服,与进食无关,1 次 /d;无须调整剂量。

处方 6. 伏格列波糖,0.2～0.9mg/d,初始剂量 0.2mg,根据病情可增加至 0.3mg,餐前立即服用,3 次 /d;证据有限,谨慎使用。

处方 7. 磷酸西格列汀,原剂量 100mg/d,口服,1 次 /d;需调整剂量至 25mg/d。

处方 8. 维格列汀,常与二甲双胍合用,原剂量 100mg/d,口服,2 次 /d;需调整剂量至 50mg/d。

处方 9. 苯甲酸阿格列汀,原剂量 25mg/d,口服,1 次 /d;需调整剂量至 6.25mg/d。

处方 10. 利格列汀,5mg,口服,1 次 /d。

处方 11. 利拉鲁肽,0.6～1.8mg/d,初始剂量 0.6mg,1 周后可增加至 1.2mg,直至 1.8mg,早餐前皮下注射,1 次 /d。

处方 12. 度拉糖肽,0.75～1.5mg/ 周,初始剂量 0.75mg,可增加至 1.5mg,早餐前皮下注射,1 次 / 周。

5. 适用于 CKD 5 期[GFR<15ml/(min•1.73m²)]的糖尿病患者

处方 1. 瑞格列奈,常与二甲双胍合用,1～16mg/d,初始剂量 0.5mg,单次最大剂量 4mg,餐前 15 分钟内口服,3 次 /d;无须调整剂量。

处方 2. 那格列奈,120～360mg/d,初始剂量 90mg,根据病情逐渐增加剂量,餐前 10 分钟内口服,3 次 /d;无须调整剂量。

处方 3. 盐酸吡格列酮,原剂量 15～45mg/d,初始剂量 15mg,根据病情逐渐增加剂量,口服,与进食无关,1 次 /d,合并充血性心力衰竭和肝功能不全者应谨慎使用;证据有限,谨慎使用。

处方 4. 马来酸罗格列酮,4～8mg/d,初始剂量 4mg,根据病情逐渐增加剂量,口服,与进食无关,1 次 /d;无须调整剂量。

处方 5. 磷酸西格列汀，原剂量 100mg/d，口服，1 次 /d；需调整剂量至 25mg/d。

处方 6. 维格列汀，原剂量 100mg/d，口服，2 次 /d；需调整剂量至 50mg/d。

处方 7. 阿格列汀，原剂量 25mg/d，口服，1 次 /d；需调整剂量至 6.25mg/d。

处方 8. 利格列汀 5mg/d，口服，1 次 /d。

6. 适用于不能使用口服降糖药或仅用口服降糖药血糖难以达标的患者

处方 短效与中效胰岛素的混合物，0.4～0.8U/（kg•d），早餐及晚餐前 30 分钟皮下注射，3 次 /d。

【注意事项】

1. 在临床上对于低血糖感知低下的高危人群（如合用 β 受体拮抗剂时，或糖尿病病程长的患者），尤其需要警惕低血糖发生。

2. 注意低血糖症状与肾病伴随症状的鉴别：低血糖可表现为交感神经兴奋（如心悸、焦虑、出汗、饥饿感等）和中枢神经系统症状（如神志改变、认知障碍、抽搐和昏迷），其中枢神经系统症状与尿毒症脑病或透析失衡综合征相似。

3. 无论血糖是否控制平稳，都应定期到内分泌专科医师处随访。

四、糖尿病视网膜病变

【概述】

糖尿病视网膜病变是糖尿病最常见的微血管并发症之一，也是工作年龄人群中第一位的不可逆性致盲性疾病。糖尿病视网膜病变，尤其是增殖期视网膜病变，是糖尿病特有的并发症，罕见于其他疾病。糖尿病视网膜病变的主要危险因素包括糖尿病病程、高血糖、高血压和血脂紊乱等。糖尿病视网膜病变常与糖尿病肾病同时伴发。糖尿病视网膜病变合并微量白蛋白尿可作为糖尿病肾病的辅助诊断指标。

【临床特征】

1. 症状上主要表现为视力下降或视物模糊，糖尿病可引起青光眼、白内障、屈光改变、虹膜睫状体炎等。

2. 眼底检查异常，表现为微血管瘤、视网膜内出血、硬性渗出、棉绒斑、视网膜内微血管异常、静脉串珠样改变、新生血管形成、玻璃体积血、视网膜前出血、纤维增生等。

【治疗原则】

良好地控制血糖、血压和血脂可预防或延缓糖尿病视网膜病变的进展。突发失明或视网膜脱离者需立即转诊眼科；伴有任何程度的黄斑水肿、重度非增殖期糖尿病视网膜病变及增殖期糖尿病视网膜病变的糖尿病患者，应转诊到对糖尿病视网膜病变诊治有丰富经验的眼科医师。轻中度的非增殖期糖尿病视网膜病变患者在控制代谢异常和干预危险因素的基础上，可进行内科辅助治疗和随访。这些辅助治疗的循证医学证据尚不多。目前常用的辅助治疗包括：抗氧化、改善微循环类药物，如羟苯磺酸钙。活血化瘀类中成药（复方丹参、芪明颗粒和血栓通胶囊等）也有用于糖尿病视网膜病变辅助治疗的相关报道。

【推荐处方】

处方 1. 胰激肽原酶肠溶片，剂量 360～720U/d，3 次/d，空腹整片服用。注意：脑出血及其他出血性疾病急性期禁用。

处方 2. 羟苯磺酸钙，亚临床视网膜病变或预防性用药：500mg/d，分 1～2 次服用；非增生期视网膜病变或隐匿性视网膜病变：750～1 500mg/d，分2～3次服用；增生性视网膜病变：1 500～2 000mg/d，分3～4次服用。轻症疗程为1～3个月，中症疗程为6～12个月，重症疗程为1～2年。

处方3. 复方丹参，成分为丹参、三七、冰片。活血化瘀、理气止痛，可用于糖尿病视网膜病变。3片，口服，3次/d。

处方4. 芪明颗粒，成分为黄芪、葛根、地黄、枸杞子、决明子、茺蔚子、蒲黄、水蛭。益气生津、滋养肝肾、通络明目，可用于单纯型2型糖尿病视网膜病变。1袋，3次/d，温开水冲服，疗程为3～6个月。

【注意事项】

1. 2型糖尿病患者应在首次诊断后进行综合性眼科检查。1型糖尿病患者在诊断后的5年内应进行综合性眼科检查。随后，无糖尿病视网膜病变者，至少每1～2年进行复查，有糖尿病视网膜病变者，则应增加检查频率。

2. 对于筛查中发现的中度及中度以上的非增殖期视网膜病变患者应由眼科医师进行进一步分级诊断。

五、糖尿病神经病变

【概述】

糖尿病神经病变是糖尿病最常见的慢性并发症之一，病变可累及中枢神经及周围神经，以后者多见。糖尿病神经病变的发生与糖尿病病程、血糖控制等因素相关，病程达10年以上者，易出现明显的神经病变临床表现。

【临床特征】

1. 累及躯体周围神经可表现为双侧肢体疼痛、麻木、感觉异常等。

2．累及颅神经可表现为上睑下垂、面瘫、眼球固定、面部疼痛或听力损害等。

3．累及自主神经可表现为心血管、消化、呼吸、泌尿生殖等系统功能障碍，如静息时行动过快、直立性低血压、瞳孔对光反射迟钝、排汗异常、胃排空延迟、腹泻、便秘、排尿异常、阴茎勃起障碍等。

4．踝反射、针刺痛觉、振动觉、压力觉、温度觉检查出现异常。

【治疗原则】

积极严格地控制血糖并保持血糖稳定是预防和治疗糖尿病神经病变的最重要措施。对于糖尿病周围神经病变尚无特异性的有效药物，常用的药物治疗包括神经修复、抗氧化应激、改善循环、止痛等。

【推荐处方】

1．糖尿病神经病变的一般药物治疗

处方 1. 甲钴胺，0.5mg，口服，3 次 /d，可根据年龄、症状酌情增减。

处方 2. 神经生长因子 30μg ｜ 肌内注射，1 次 /d，
氯化钠注射液 2ml ｜ 疗程 3～6 周。

处方 3. 烟酸肌醇脂，0.2～0.6g，口服，3 次 /d，疗程 1～3 月。注意：肝功能异常、活动性溃疡、有出血倾向者禁用。

处方 4. 硫辛酸，0.2g，3 次 /d，或 6g，1 次 /d，饭前半小时口服。

处方 5. 胰激肽原酶肠溶片，剂量 360～720U/d，3 次 /d，空腹整片服用。注意：脑出血及其他出血性疾病急性期禁用。

处方 6. 依帕司他，50mg/ 片，3 次 /d，饭前口服。

处方 7. 贝前列素钠，40ug/ 片，3 次 /d，饭后口服。

处方 8. 复方丹参，成分为丹参、三七、冰片。活血

化瘀、理气止痛,可用于糖尿病神经病变。3 片,3 次 /d,口服。

2. 对于痛性糖尿病神经病变

处方 1. 普瑞巴林,起始剂量 75mg,2 次 /d,口服根据疗效和耐受性可增加至 150mg,2 次 /d,最高剂量 600mg/d,停药需 1 周以上逐渐减停。

处方 2. 盐酸度洛西汀肠溶片,20mg,2～3 次 /d,口服。注意:晚期肾脏疾病(需要透析)患者或严重肾功能损害(估计肌酐清除率<60ml/min)患者禁用;禁止与单胺氧化酶抑制剂联用;禁止用于合并有未治疗的闭角型青光眼的患者。

3. 自主神经病变的治疗

处方 甲氧氯普胺,可用于糖尿病性胃排空功能障碍患者。于症状出现前 30 分钟口服 10mg;或于餐前及睡前服 5～10mg,每日 4 次。成人每日总剂量不得超过 0.5mg/kg。

【注意事项】

1. 良好的代谢控制,包括血糖、血压、血脂管理等,是预防糖尿病神经病变发生的重要措施,尤其是血糖控制至关重要。定期进行神经病变的筛查及评估,重视足部护理,降低足部溃疡的发生风险。

2. 注意排除其他病因引起的神经病变,如颈腰椎病变(神经根压迫、椎管狭窄、颈腰椎退行性变)、脑梗死、格林 - 巴利综合征;严重动静脉血管性病变(静脉栓塞、淋巴管炎)等;药物尤其是化疗药物引起的嗜神经毒性作用以及肾功能不全引起的代谢毒物对神经的损伤。神经肌电图检查对于鉴别诊断有指导意义。

六、糖尿病下肢血管病变

【概述】

糖尿病下肢血管病变通常是指下肢动脉粥样硬化性

病变(LEAD),此外还包括动脉炎和栓塞等,常累及股深动脉及胫前动脉等中小动脉。LEAD 的患病率随年龄增长而增加,糖尿病患者发生的危险性更大。LEAD 与冠状动脉疾病和脑血管疾病等动脉血栓性疾病常同时存在。LEAD 对机体的危害除了导致下肢缺血性溃疡和截肢外,更重要的是导致心血管事件的风险性明显增加,死亡率更高。

【临床特征】

1. 可无症状,有症状者可表现为下肢发凉、感觉异常、间歇性跛行、缺血性静息痛等,严重者可发生缺血性溃疡或坏疽。

2. 检查可有脉压差增大的相关体征、皮肤温度测定异常、足背动脉搏动减低等。

3. 踝肱指数(ABI)≤0.90 可诊断 LEAD。

【治疗原则】

鉴于糖尿病性下肢动脉病变患者的预后较差,发生心血管事件的风险明显增加,因此预防对于改善患者的预后及生存时间有着重要的作用。

一级预防:应筛查糖尿病性 LEAD 的高危因素并早期干预,如戒烟、限酒、控制体重及严格控制血糖、血压、血脂。年龄 50 岁以上的糖尿病患者,尤其是合并多种心血管危险因素者,可预防性服用阿司匹林或氯吡格雷。

二级预防:对于有症状的患者,应在一级预防的基础上,指导患者运动、康复锻炼,给予相应的抗血小板药物、他汀类调脂药、ACEI 及血管扩张药物治疗。

三级预防:对临床上表现为静息痛或缺血性溃疡的患者,在内科保守治疗无效时,可行血管重建手术以降低截肢率、改善生活质量。

【推荐处方】

1. 对于无症状患者

处方 1. 阿司匹林肠溶片，100mg，1 次 /d，口服。

处方 2. 硫酸氢氯吡格雷，50mg，1 次 /d，口服。

2. 对于有症状的患者

处方 1.（1）阿司匹林肠溶片，100mg，1 次 /d，口服。

（2）阿托伐他汀钙，10mg，1 次 /d，口服。

（3）培哚普利，4mg，1 次 /d，晨起口服。

（4）贝前列素钠，40μg，3 次 /d，饭后口服。

处方 2.（1）硫酸氢氯吡格雷，50mg，1 次 /d，口服。

（2）阿托伐他汀钙，10mg，1 次 /d，口服。

（3）培哚普利，4mg，1 次 /d，晨起口服。

（4）贝前列素钠，40μg，3 次 /d，饭后口服。

【注意事项】

1. 阿司匹林的使用应严格注意适应证、禁忌证及药物相互作用；一旦使用，应警惕出血事件的发生，进行定期随访及复查；如出现副作用应及时停药。对于有阿司匹林使用禁忌的患者，可使用氯吡格雷。

2. 目前可用的血管扩张药主要有前列地尔脂微球、贝前列素钠、西洛他唑、盐酸沙格雷酯、萘呋胺、丁咯地尔和己酮可可碱等。

第四节　特殊人群的糖尿病

一、糖尿病合并肝脏疾病

【概述】

糖尿病合并肝脏疾病可以分为三类：糖尿病相关性肝病、肝源性糖尿病和糖尿病并发肝病。糖尿病合并肝脏疾病的诊断标准与原发性糖尿病相同。但糖化血红蛋白对于肝硬化患者的诊断或血糖控制的监测是不可靠的。

【临床特征】

1. 有糖尿病的相关临床特征，更易发生低血糖反应，肝源性糖尿病可能有较高的血浆胰岛素和 C 肽水平。

2. 有原发肝病的临床特征或继发性肝功能不全的临床特征，如出血、黄疸、蜘蛛痣、腹水、转氨酶升高、白蛋白降低、影像学检查有结构异常等表现。

3. 肝硬化患者的微血管病变和视网膜病变的风险较低。

4. 患者往往死于肝脏相关原因，而不是糖尿病并发症。

【治疗原则】

肝功能严重受损时，药物代谢改变，且潜在的肝脏疾病可能会增加药物引起的肝损伤的严重程度。严重肝功能不全禁用二甲双胍、磺脲类药物、α-葡萄糖苷酶抑制剂。在胰岛素的使用上，短效胰岛素是首选。与标准胰岛素相比，胰岛素类似物可提供等同或更好的血糖控制，并且具有较低的低血糖风险。在失代偿性肝病患者中，胰岛素的用量需求可能会增加。

【推荐处方】

口服降糖药和 / 或胰岛素的种类与剂量应根据患者糖尿病类型、血糖情况、肝功能水平、药物特征等方面进行个体化的选择和调整。以下为不同肝功能情况下各种口服降糖药的剂量推荐。

处方 1. 瑞格列奈，1～16mg/d，初始剂量 0.5mg，单次最大剂量 4mg，餐前 15 分钟内口服，3 次 /d；肝损伤患者应慎用，重度肝功能异常患者禁用。

处方 2. 那格列奈，120～360mg/d，初始剂量 90mg，餐

前 10 分钟内口服，3 次 /d。对轻度至中度肝病患者不需调整药物剂量，严重肝病患者慎用。

处方 3. 盐酸吡格列酮，患者无活动性肝病的证据且GPT 水平未超过参考值上限 2.5 倍，15～45mg，初始剂量15mg，口服，1 次 /d。

处方 4. 马来酸罗格列酮，患者无活动性肝病的证据且 GPT 水平未超过参考值上限 2.5 倍，4～8mg，初始剂量4mg，口服，1 次 /d。

处方 5. 磷酸西格列汀，100mg，口服，1 次 /d。轻、中度肝功能受损者无须调整剂量，目前尚无严重肝功能受损患者的临床用药经验。

处方 6. 沙格列汀，5mg，口服，1 次 /d。轻、中度肝功能受损者无须进行剂量调整，中度肝功能受损者需谨慎，不推荐用于严重肝功能受损的患者。

处方 7. 维格列汀，开始给药前 GPT 或 GOT≥参考值上限 3 倍者禁用。100mg/d，口服，2 次 /d，与进食无关。

处方 8. 阿格列汀，25mg，口服，1 次 /d，与进食无关。轻、中度肝功能受损的患者不需调整剂量。目前尚无严重肝功能受损患者的临床用药经验。

处方 9. 利格列汀，5mg，口服，1 次 /d，肝功能受损者不需调整剂量。

处方 10. 达格列净，5～10mg/d，初始剂量 5mg，根据病情可增加至 10mg，餐前服用，1 次 /d。轻、中度肝功能受损者无须进行剂量调整，严重肝功能受损患者的治疗经验有限。

处方 11. 恩格列净，10～25mg/d，初始剂量 10mg，根据病情可增加至 25mg，空腹或进食后服用，1 次 /d。轻、中度肝功能受损者无须进行剂量调整，严重肝功能受损患者的治疗经验有限。

处方 12. 卡格列净，100～300mg/d，初始剂量 100mg，根据病情可增加至 300mg，空腹服用，1 次 /d。轻、中度肝功能受损者无须进行剂量调整，不推荐用于严重肝功能受损的患者。

处方 13. 艾塞那肽，10～20μg/d，初始剂量 5μg，根据病情可增加至 10μg，早餐和晚餐前 1 小时，皮下注射，2 次/d。未进行急或慢性肝功能不全患者的药代动力学研究。

处方 14. 利拉鲁肽，0.6～1.8mg/d，初始剂量 0.6mg/d，1 周后可增加至 1.2mg/d，直至 1.8mg/d，早餐前皮下注射，1 次/d。轻、中度肝功能受损者无须进行剂量调整，不推荐用于严重肝功能受损的患者。

处方 15. 度拉糖肽，0.75～1.5mg/周，初始剂量 0.75mg，可增加至 1.5mg，早餐前皮下注射，1 次/周。肝损伤患者无须调整剂量。

处方 16. 洛塞那肽 0.1～0.2mg/周，初始剂量 0.1mg，可增加至 0.2mg，早餐前皮下注射，1 次/周。尚无肝功能不全患者临床数据。

【注意事项】

1. 良好的血糖干预对于改善肝病患者的预后是有益的，而控制肝病的活动和进展可以帮助更好地改善血糖情况。

2. 糖尿病合并慢性肝病的患者发生腹水和细菌感染的风险升高，临床上需引起警惕。

3. 糖尿病合并慢性肝病的患者更易发生低血糖反应，需注意早期的识别及干预，及时调整降糖方案以减少低血糖事件的发生。

二、妊娠期糖尿病

【概述】

妊娠期糖尿病包括妊娠糖尿病、妊娠期显性糖尿病和孕前糖尿病。妊娠糖尿病（GDM）是指妊娠期间发生的不同程度的糖代谢异常，但血糖未达到显性糖尿病的水平，占妊娠期糖尿病的 80%～90%。妊娠期显性糖尿病指孕期任何时间被发现且达到非孕人群糖尿病的诊断标准。孕前糖尿病（PGDM）指孕前确诊的 1 型、2 型或特殊类型糖尿病。

【临床特征】

1. 妊娠糖尿病　孕期任何时间行 OGTT，5.1mmol/L≤空腹血糖 <7.0mmol/L，OGTT 1 小时血糖≥10.0mmol/L，8.5mmol/L≤OGTT 2 小时血糖 <11.1mmol/L。上述血糖值之一达标即可诊断。

2. 妊娠期显性糖尿病　空腹血糖≥7.0mmol/L 或 OGTT 2 小时血糖≥11.1mmol/L，或随机血糖≥11.1mmol/L。

3. 孕前糖尿病　孕前确诊糖尿病。

【治疗原则】

孕期不推荐使用口服降糖药，应及时停用二甲双胍以外的其他类别口服降糖药，加用或改用胰岛素控制血糖。

【推荐处方】

处方　（1）速效胰岛素类似物或短效胰岛素，起始剂量 0.2U/（kg•d），剂量范围 0.2～0.4U/（kg•d），餐前 30 分钟皮下注射，3 次 /d，3～5 天调整 1 次剂量，每次调整 1～4U。

（2）中效胰岛素，起始剂量 0.2U/（kg•d），剂量范围 0.2～0.4U/（kg•d），睡前皮下注射 1 次，3～5 天调整 1 次剂量，每次调整 1～4U。

【注意事项】

1. 可应用于孕期的胰岛素类型　包括所有的人胰岛素（短效、中效及预混的人胰岛素）和部分胰岛素类似物（门冬胰岛素和赖脯胰岛素）。

2. 所有类型的孕期糖尿病孕期血糖控制目标：空腹

血糖 <5.3mmol/L、餐后 1 小时血糖 <7.8mmol/L；餐后 2 小时血糖 <6.7mmol/L。

3. 孕期血糖控制必须避免低血糖。1 型糖尿病低血糖风险最高，其次为 2 型糖尿病和妊娠期显性糖尿病，GDM 低血糖最少。孕期血糖 <4.0mmol/L 为血糖偏低，需调整治疗方案，血糖 <3.0mmol/L 必须给予即刻处理。

第五节 围手术期血糖管理

【概述】

糖尿病患者常合并有加大手术风险的大血管和微血管并发症；手术应激可使血糖急剧升高、术后管理难度增加及术后病死率增加；高血糖可造成感染发生率增加及伤口愈合延迟。因此，围手术期血糖管理对于术中、术后患者的生命安全和病情治愈十分重要。

【临床特征】

糖尿病患者因其他原因需要进行手术治疗。

【治疗原则】

胰岛素是围手术期安全的降糖药物。糖尿病患者手术当日停用口服降糖药和非胰岛素注射液。磺脲类和格列奈类药物术前应停用至少 24 小时，二甲双胍合并肾功能不全者术前停用 24~48 小时。无须禁饮食的短小局麻手术可保留口服降糖药；对于口服降糖药血糖控制不佳及接受大、中手术的患者，术前应将原有降糖方案过渡至胰岛素，并根据禁食情况减去控制餐后血糖的胰岛素剂量。

【推荐处方】

1. 术前准备

处方 1. 口服降糖药，无须禁饮食的短小局麻手术可保留,根据术前血糖控制情况、目前降糖方案、糖尿病并发症情况、手术风险等及时调整用药类型与剂量。

处方 2. 适用于长期胰岛素治疗者

(1)速效胰岛素类似物或短效胰岛素,剂量范围 0.2～0.4U/(kg·d),餐前 30 分钟皮下注射,3 次/d。

(2)中效或长效胰岛素,剂量范围 0.2～0.4U/(kg·d),皮下注射 1 次。

处方 3. 适用于长时间大手术、术后无法恢复进食患者手术当天:

短效胰岛素,起始剂量 0.2U/(kg·d),剂量范围 0.2～0.3U/(kg·d),分 6 个或更多时间段胰岛素泵注射。

处方 4. 适用于短小门诊手术者手术当天:

中效或长效胰岛素,原剂量基础上不变或减少 1/3～1/2,皮下注射 1 次。

2.术后早期管理

处方 胰岛素,在患者恢复正常饮食以前仍给予胰岛素静脉滴注,病情平稳恢复正常饮食后可予过渡到胰岛素皮下注射。根据血糖情况及时调整剂量,使血糖控制达标。

3.出院前准备

处方 1. 胰岛素,长期胰岛素治疗的患者在出院前 1～2 天恢复原有方案。

处方 2. 口服降糖药,饮食规律、器官功能稳定后,如无禁忌证,可恢复使用。二甲双胍在肾功能稳定后加用,并且不早于术后 48 小时。

4.围手术期高血糖

处方 1. 胰岛素,静脉滴注或泵注,根据血糖情况调整剂量和泵速。

处方 2. 短效胰岛素配入生理盐水,适用于应激性高血糖者,浓度 1U/ml 配泵,根据血糖水平、术前胰岛素用量、手术刺激大小等因素来调整剂量和泵速。

处方 3. (1)胰岛素,同处方 1。

（2）葡萄糖（g）：胰岛素（U）为3～4:1的中和含糖液，静脉泵注，需要减少术后和过长时间的手术当中酮体合成和酸中毒风险时可使用，根据测得的血糖水平调节泵速。

5. 围手术期低血糖

处方1. 血糖≤5.6mmol/L：

胰岛素，静脉泵注，根据血糖情况重新评估，调整泵速。

处方2. 血糖≤3.9mmol/L，可进食的清醒患者：

（1）胰岛素立即停用。

（2）快速吸收的碳水化合物，如含糖饮料，立即口服10～25g。

处方3. 血糖≤3.9mmol/L，不可进食者：

（1）胰岛素立即停用。

（2）葡萄糖注射液，静脉推注50%葡萄糖20～50ml，之后持续静脉滴注5%或10%葡萄糖注射液维持血糖，每5～15分钟检测一次血糖直至血糖≥5.6mmol/L。

【注意事项】

1. 对多数住院患者推荐术前血糖控制目标为7.8～10.0mmol/L，对少数患者如低血糖风险低、拟行心脏手术者及其他精细手术者可建议更为严格的血糖控制目标6.1～7.8mmol/L，而对重症及低血糖高危患者可制订个体化血糖控制目标。

2. 避免术前不必要的长时间禁食，糖尿病患者择期手术应安排在当日第一台进行。禁食期间注意血糖监测，必要时输注含糖液体。

3. 对于术后需要重症监护或机械通气的患者，建议持续静脉胰岛素输注将血糖控制在7.8～10.0mmol/L内；中、小手术后一般的血糖控制目标为空腹血糖<7.8mmol/L，随机血糖<10.0mmol/L。

4. 门诊手术术后监测直至排除低血糖风险后方可离

院。皮下注射速效胰岛素 1.5 小时内、常规胰岛素 3～4 小时内有发生低血糖的危险。离院途中应随身携带含糖饮料。常规降糖治疗需推迟到恢复正常饮食以后。

（胡文沐　金　萍）

第十八章

低血糖症

第一节　低血糖症概述

【概述】

低血糖症是由于多种原因导致的血葡萄糖浓度过低而形成相应的症状和体征。通常情况下指的是血浆葡萄糖浓度在 2.8mmol/L 以下，存在高级神经功能失常以及交感神经刺激的临床综合征。低血糖症可分为空腹低血糖及餐后低血糖，常见病因如下。

1. 空腹低血糖症

（1）内源性胰岛素分泌过多：常见的有胰岛素瘤、自身免疫性低血糖等。

（2）外源性高胰岛素血症：如注射胰岛素、服用磺脲类降糖药物等。

（3）重症疾病：如肝衰竭、心力衰竭、肾衰竭、严重营养不良等。

（4）胰岛素拮抗激素缺乏：如胰高血糖素、生长激素、皮质醇等缺乏。

（5）胰外肿瘤。

2. 餐后（反应性）低血糖症

症状于进食后 2～5 小时出现，又称反应性低血糖。

（1）糖类代谢酶的先天性缺乏：如遗传性果糖不耐受症等。

（2）特发性反应性低血糖症。

（3）胃大部切除术后低血糖症（包括倾倒综合征）。

（4）2型糖尿病早期。

【临床特征】

1. 交感神经过度兴奋的症状　由于交感神经和肾上腺髓质释放肾上腺素、去甲肾上腺素等，临床表现为出汗、饥饿、心慌、颤抖、面色苍白，一过性黑矇，意识障碍，甚至昏迷等。

2. 脑功能障碍的症状　初期表现为精神不集中、思维和语言迟钝、头晕、嗜睡、躁动、易怒、行为怪异等精神症状，癫痫强直阵挛发作或小发作。严重者出现惊厥、昏迷甚至死亡。长期严重低血糖可致永久性脑损害。

3. 根据 Whipple 三联征诊断低血糖症　①低血糖症状；②发作时血糖 <2.8mmol/L；③供糖后与低血糖相关症状迅速缓解。

4. 测空腹及发作时血糖、血胰岛素水平，计算胰岛素释放指数（空腹血胰岛素 - 空腹血糖比值），必要时做饥饿试验（禁食 12～72 小时观察是否诱发低血糖）。

5. 影像学检查　怀疑胰岛素瘤的患者，可做腹部 CT，特别是胰腺 CT，门静脉及脾静脉导管取血测定胰岛素，选择性胰动脉造影。

【治疗原则】

一是解除低血糖症状，二是纠正导致低血糖症的各种潜在原因。对于轻中度低血糖，口服糖水、含糖饮料，或进食糖果、饼干、面包、馒头等即可缓解。对于药物性低血糖，应及时停用相关药物。重者和疑似低血糖昏迷的患者应及时给予 50% 葡萄糖注射液 40～60ml 静脉注射，继以 5%～10% 葡萄糖注射液静脉滴注。10分钟后复测血糖。

【推荐处方】

1. 意识障碍的低血糖患者

处方1.（1）50% 葡萄糖注射液，40～60ml，静脉推注,1次,可反复注射。

（2）5% 或 10% 葡萄糖注射液,250～500ml,静脉滴注。

处方 2. 胰高血糖素,1.0mg,皮下、肌内注射或静脉推注,1次。

2. 静脉注射葡萄糖低血糖仍不能纠正者

处方 1. 地塞米松,10mg,静脉推注,1次。

处方 2. 氢化可的松 100～300mg	静脉滴注,1～
5% 葡萄糖注射液 500ml	3 次 /d。

【注意事项】

1. 切忌喂食以免呼吸道窒息。

2. 功能性及反应性低血糖宜给低糖、高脂、高蛋白饮食,少食多餐,并给少量镇静剂或抑制迷走神经的药物。

3. 肿瘤等其他原因引起的低血糖须作相应的病因治疗。胰岛 β 细胞瘤在手术切除后可痊愈。

第二节 不同临床表型的低血糖症

一、糖尿病性低血糖症

【概述】

糖尿病患者血糖≤3.9mmol/L 时即可诊断为低血糖。发生严重认知障碍的低血糖属于严重低血糖。糖尿病性低血糖症是糖尿病患者治疗过程中严重而常见的并发症,尤其是老年 2 型糖尿病患者。最常见的引起低血糖的原因为胰岛素治疗和磺脲类药物的使用,联合应用某些药物可能增强胰岛素或磺脲类药物的降血糖作用而诱发低血糖。如水杨酸类药物、β 受体拮抗剂、苯妥英钠、三环类抗抑郁药物、磺胺类药物、喹诺酮类等。

【临床特征】

1. 交感神经过度兴奋的表现。
2. 脑功能障碍的表现。

【治疗原则】

对于糖尿病患者的低血糖，预防比治疗更重要。使用降糖药物的患者需进行糖尿病教育和自我血糖监测。如患者因治疗而发生低血糖，应仔细考虑所有的低血糖危险因素，同时适当调整治疗方案。

在治疗方面，轻中度低血糖、意识清醒者口服糖水、含糖饮料，或进食糖果、饼干、面包、馒头等即可缓解，也可采用 300ml 的葡萄糖水进行口服，意识障碍者给予 50% 葡萄糖注射液 20～40ml 静脉推注，若症状缓解速度较慢或无缓解，可重复静脉注射，继予 10% 葡萄糖注射液 500ml 静脉滴注维持，或皮下、肌内注射或静脉推注胰高血糖素 1.0mg，10～15 分钟复测血糖，血糖仍≤3.9mmol/L，再给予 15g 葡萄糖口服 / 静脉注射；血糖在 3.9mmo/L 以上，但距离下次就餐时间在 1 小时以上，给予淀粉或蛋白质食物。若血糖仍≤3.0mmol/L，继续给予 50% 葡萄糖注射液 60ml 静推注射，每 15 分钟监测血糖 1 次。

【推荐处方】

1. 意识障碍的低血糖患者

处方 1.（1）50% 葡萄糖注射液，40～60ml，静脉推注，1 次，必要时可重复。

（2）5% 或 10% 葡萄糖注射液，250～500ml，静脉滴注，1 次，必要时可重复。

处方 2. 胰高血糖素，1.0mg，皮下、肌内注射或静脉推注，1 次。

2. 静脉注射葡萄糖低血糖仍不能纠正者

处方 1. 血糖恢复但意识未恢复：

（1）20% 甘露醇，125～200ml，静脉滴注，1 次，必要时重复。

（2）地塞米松，10mg，静脉推注，1 次。

处方 2. 氢化可的松 100～300mg $\qquad$ 静脉滴注，1～

　　　　 5% 葡萄糖注射液 500ml $\qquad$ 3 次 /d。

【注意事项】

1. 长效磺脲类药物或中、长效胰岛素所致低血糖不易纠正，且持续时间较长，可能需要长时间葡萄糖滴注，恢复意识后至少监测血糖 24～48 小时。

2. α- 葡萄糖苷酶抑制剂引起的低血糖需静脉注射葡萄糖。胰高血糖素常导致一过性的高血糖，也可引起恶心或呕吐，需留院观察、监测血糖，等待药物代谢完毕，以防止再次发生。由于胰高血糖素依赖肝糖原储存，不适用于肝源性低血糖和酒精性低血糖。

3. 应对患者进行糖尿病教育，携带糖尿病急救卡，儿童或老年患者的家属要进行相关培训。

二、特发性餐后低血糖

【概述】

特发性餐后低血糖多在进食后 2～5 小时发作。发作与进食有关，尤其是进食含糖饮食后，出现无力、心慌、饥饿、出汗和头痛等症状。特发性餐后低血糖多见于早期 2 型糖尿病、胃大部切除术后低血糖症（包括倾倒综合征）和肠外营养支持。偶见于糖类代谢酶的先天性缺乏：如遗传性果糖不耐受症和功能性低血糖症等。反应性低血糖是餐后低血糖症中的最常见类型（约占 70%）。

【临床特征】

1. 特发性餐后低血糖具有典型低血糖的症状和体征，发作时血糖可低于 2.8mmol/L，低血糖的发作与进食有关，典型者发生于餐后 2 小时,每次 15～30 分钟,以交感神经兴奋为主,无惊厥和昏迷,可自行恢复或稍进食即可恢复。

2. 对于难以觉察的反应性低血糖症患者,采用 OGTT 可以确诊,必要时延长至服糖后 5 小时,服糖后任何 1 次血糖<2.8mmoL,可诊断反应性低血糖症。

3. 在诊断反应性低血糖症前,须排除器质性疾病所致低血糖。糖尿病早期或糖耐量减低(IGT)所致的低血糖多发生在餐后 1.5～3 小时,应注意与倾倒综合征鉴别,后者因胃肠吻合术后大量高渗透性食糜倾入胃肠,引起体液迅速移动所致,多在餐后 15～25 分钟发生,主要表现为酸胀、反胃、虚弱、出汗和低血压。

4. 血浆胰岛素水平、胰岛素释放指数均在正常范围。

5. 精神异常是特发性反应性低血糖的特点之一。

【治疗原则】

给予安慰解释,说明疾病的本质,鼓励体育锻炼。必要时可试用小剂量抗焦虑药(如地西泮)稳定情绪。调节饮食结构,碳水化合物宜低,避免单糖类食物,适当提高蛋白质和脂肪含量;少量多餐进食较干食物,避免饥饿。以进食消化慢的低糖类、高脂肪和高蛋白质食物为宜,减慢进食速度或增加高纤维食物有一定预防效果。如果症状持续存在,可以试用一些药物:钙通道阻滞剂可抑制胰岛素分泌,预防低血糖发作,减轻低血糖症状。α-葡萄糖苷酶抑制剂可延缓淀粉类食物的消化和吸收,降低餐后血糖高峰,使餐后血糖缓慢上升,随着上升的速度减慢,胰岛素分泌逐渐减少,可减少低血糖的发生,尤其是倾倒综合征。

【推荐处方】

处方 1. 阿卡波糖,25～50mg,餐中嚼服,2～3 次 /d。

处方 2. (1)地尔硫草,90mg,口服,1 次 /d。

(2)硝苯地平,30mg,口服,1 次 /d。

【注意事项】

1. 功能性低血糖症发作时，不宜吃含糖高的食物，如巧克力、糖果等，因为甜食、糖果虽然能迅速缓解低血糖症状，但也可进一步刺激胰腺分泌胰岛素，从而加重病情。可进食饼干、馒头片之类的食物。如伴有情绪焦虑、易激动、睡眠差等，还需配合一些药物治疗。

2. 阿卡波糖禁用于肠梗阻、18 岁以下、肝肾功能不全者，用药中定期监测肝功能。

3. 充血性心力衰竭、左心功能不全、使用 β 受体拮抗剂的患者，低血压者，肝功能或肾功能损害者，胃肠运动增高或胃肠梗阻患者，慎用地尔硫䓬缓释剂。长期给药应定期监测肝肾功能。硝苯地平致低血压的患者慎用。

（何红晖）

第十九章
肥 胖 症

【概述】

肥胖症是一种多因素导致的慢性代谢性疾病,表现为体内脂肪堆积过多和/或分布异常,通常伴有体重增加。随生活方式的改变,肥胖症已经成为全世界范围的流行性疾病。根据病因,肥胖症可分为原发性与继发性肥胖症。原发性肥胖症又称单纯性肥胖症,是各种肥胖症中最常见的一种。继发性肥胖症由下丘脑-垂体疾病、创伤、皮质醇增多症、甲状腺或性腺功能减退、胰岛素瘤等疾病所致。

【临床特征】

包括肥胖症本身及其导致的相关疾病的表现,肥胖症的并发症主要表现为心血管代谢并发症(如2型糖尿病、血脂异常、冠心病、高尿酸血症等)和生物力学并发症(如睡眠呼吸暂停综合征、骨关节病等)。继发性肥胖症一般有特殊临床表现,并能提示病因。引起继发性肥胖症的疾病很多,如库欣综合征、多囊卵巢综合征、下丘脑疾病、原发性甲减等。

判断是否肥胖症有以下几种指标:

1. 体重指数(BMI) BMI= 体重 / 身高 ^{2}(kg/m^2)。由原卫生部疾病控制司发布的中国肥胖问题工作组编写的《中国成人超重和肥胖症预防控制指南》提出中国人诊断肥胖的 BMI 界值见表 19-1。BMI 24kg/m^2 为中国成人超重的界限,BMI≥28kg/m^2 为肥胖。

表 19-1 中国成人超重和肥胖的体重指数、腰围界限值与相关疾病危险的关系

分类	体重指数 /（kg/m²）	腰围 /cm		
		男：<85 女：<80	男：85～95 女：80～90	男≥95 女≥90
体重过低	<18.5	—	—	—
体重正常	18.5～23.9	—	增加	高
超重	24.0～27.9	增加	高	极高
肥胖	≥28	高	极高	极高

注：相关疾病指高血压、糖尿病、血脂异常和危险因素聚集。

2. 腰围（WC） WHO 建议男性 WC>94cm，女性 WC>80cm 为肥胖。中国肥胖问题工作组建议男性 WC≥85cm，女性 WC≥80cm 为腹部脂肪蓄积的诊断界限。

3. 腰臀比（WHR） 正常成年人 WHR 男性 <0.9，女性 <0.85。

【治疗原则】

有效的减重治疗有助于并发症的防治。减重的获益主要有：①减轻胰岛素抵抗，改善糖代谢；②改善异常的脂代谢；③降低血压；④降低肥胖症相关性疾病（尤其是心血管不良事件）的发病风险。目前已有的减重治疗包括饮食（医学营养治疗）、增加体力活动、行为矫正、药物治疗和手术。其中医学营养治疗、体力活动和行为矫正是肥胖的基础治疗。当综合生活方式干预无法达到或维持减重目标时，对 BMI≥30kg/m² 或 BMI≥27kg/m² 伴有合并症的患者可尝试使用减肥药物治疗。对于严重肥胖尤其是伴有合并症的患者，减重手术可以有效减重并明显改善并发症，目前较多推荐 BMI≥40kg/m² 作为减重手术的适应证，BMI≥35kg/m² 合并肥胖相关伴发疾病者也可推荐手术治疗。药物治疗最重要的目标是长期保持体重的减轻。减

重药物包括中枢性减重药物和非中枢性减重药物。中枢性减肥药包括两个去甲肾上腺素能药物——盐酸芬特明和盐酸安非拉酮,非中枢性减肥药包括肠道胰脂肪酶抑制剂奥利司他。

【推荐处方】

1. 适用于单纯性肥胖

处方1. 盐酸安非拉酮,25mg,口服,3 次/d。

处方2. 盐酸芬特明,15mg,30mg 或 37.5mg,口服,1 次/d。

2. 适用于高脂肪膳食的肥胖患者

处方 奥利司他,120mg,口服,3 次/d。

3. 适用于肥胖的 2 型糖尿病

处方1. 二甲双胍,0.5~2.0g,口服,1~3 次/d。

处方2. 利拉鲁肽,0.6~1.8mg,皮下注射,1 次/d。

【注意事项】

1. 奥利司他的不良反应主要是由于脂肪吸收不良所引起的,如胃肠胀气、大便次数增多和脂肪便等。奥利司他还可干扰脂溶性维生素的吸收,所以应补充这些维生素。

2. 盐酸芬特明可致高血压、心动过速和心悸,所以不能用于有心血管疾病或显著高血压的肥胖人群,同时使用期间须监测血压。

(熊　静)

第二十章
原发性骨质疏松症

第一节　原发性骨质疏松症概述

【概述】

　　原发性骨质疏松症是最常见的骨骼疾病，是一种以骨量低、骨组织微结构损坏导致骨脆性增加，易发生骨折为特征的全身性骨病。骨质疏松症可发生于任何年龄，但多见于绝经后的女性和老年男性。主要包括绝经后骨质疏松症（Ⅰ型）、老年骨质疏松症（Ⅱ型）和特发性骨质疏松症（包括青少年型）。脆性骨折（或称骨质疏松性骨折）是骨质疏松症的严重后果，是老年患者致残和致死的主要原因之一。

【临床特征】

　　1.临床表现　骨质疏松症初期通常没有明显的临床表现，但随着病情进展，骨量不断丢失，骨微结构破坏，患者会出现骨痛、脊柱变形和易发生脆性骨折。部分患者可能出现心理异常，如恐惧、焦虑、抑郁、自信心丧失等。

　　2.骨密度测定　对于绝经后女性、50岁及以上男性用双能X线吸收法（DXA）测量骨密度用T值表示骨量减少（-2.5<T值<-1.0）和骨质疏松（T值≤-2.5）；对于儿童、绝经前女性和50岁以下男性Z值≤-2.0视为低骨量。Z值＝（测定值－同龄人骨密度均值）/同龄人骨密度标准差。

3. 实验室检查 原发性骨质疏松症患者通常血钙、磷和碱性磷酸酶值在参考值范围内,骨转换标志物(PINP、S-CTX)水平往往正常或轻度升高,当有骨折时血碱性磷酸酶水平可有轻度升高,尿钙、磷多正常或偏高。

4. 影像学 胸腰椎 X 线片侧位影像及采用 Genant 目视半定量可判定骨质疏松性椎体压缩性骨折的严重程度。

【治疗原则】

原发性骨质疏松的防治应以早期预防为主,采取综合措施积极治疗,达到有效改善临床症状、增加骨密度、降低骨折发生率的目的。骨质疏松症的防治措施主要包括基础措施、药物干预和康复治疗。下面简要介绍基础措施以及抗骨质疏松症药物。

1. 基础措施 包括调整生活方式和骨健康基本补充剂。

(1)调整生活方式:适当的运动,摄入富含钙、低盐和适量蛋白质的均衡膳食,充足日照,防止跌倒,戒烟限酒和避免过量饮用咖啡、碳酸饮料,尽量避免或少用影响骨代谢的药物。

(2)适量补充钙剂和维生素 D 或其衍生物(见表20-1)。

2. 抗骨质疏松症药物 抗骨质疏松症药物包括骨吸收抑制剂(双膦酸盐钙剂、降钙素、雌激素、雌激素受体调节剂、地舒单抗)、骨形成促进剂(甲状旁腺素类似物)、其他机制类药物(活性维生素 D 及其类似物、维生素 K_2 类、锶盐)及传统中药(骨碎补总黄酮制剂、淫羊藿苷类制剂、人工虎骨粉制剂)(见表20-2)。

有效的抗骨质疏松症药物可以增加骨密度,改善骨质量,显著降低骨折的发生风险,药物治疗骨质疏松症的主要适应证:①经骨密度检查确诊为骨质疏松症的患者;②已经发生过椎体和髋部等部位脆性骨折者;③骨量减少但具有高骨折风险的患者。

表20-1 常用钙剂和维生素D及其衍生物

药物	成分	用法用量	用药须知
碳酸钙D3咀嚼片（钙尔奇D）	每片含碳酸钙0.75g（相当于钙300mg），维生素D3 60U	口服，成人，2片，1~2次/d，咀嚼后咽下	1. 可出现嗳气、便秘。 2. 用药期间进行血钙、血磷及尿钙、尿磷监测。 3. 高钙血症、高尿酸血症、含钙肾结石或有肾结石病史者禁用
碳酸钙D3咀嚼片（凯思立D、朗迪）	每片含碳酸钙1.25g（相当于钙500mg），维生素D3 200U	成人，1片，1~2次/d，咀嚼后咽下	
维D钙咀嚼片（迪巧）	每片含碳酸钙0.75g（相当于钙300mg），维生素D3 100U	口服，成人，2片，1次/d，咀嚼后咽下	
苹果酸钙片（尤尼乐）	每片苹果酸钙0.5g（相当于钙100mg）	口服，成人，1~4片，2~3次/d	
枸橼酸钙片（司特立）	每片枸橼酸钙0.5g（相当于钙100mg）	口服，成人，1~4片，3次/d	
维生素D滴剂	含维生素D3 400U	口服，成人一日1~2粒	1. 可出现食欲减退、头痛、恶心、呕吐、腹痛或上腹部疼痛和便秘。 2. 用药期间应保持适当的水摄入量。 3. 肝功能不全时不宜使用阿法骨化醇
阿法骨化醇	0.25μg/粒、0.5μg/粒或1.0μg/粒	口服，0.25~1.0μg，1次/d	
骨化三醇	0.25μg/粒、0.5μg/粒	口服，0.25μg，1~2次/d；或0.5μg，1次/d	

表 20-2　防治骨质疏松症主要药物

药物	规格	用法用量	注意事项
双膦酸盐类			口服双膦酸盐后少数患者可出现上腹疼痛、反酸；首次口服或静脉滴注含氮双膦酸盐可出现一过性发热、骨痛和肌痛等流感样不良反应，肾脏毒性，下颌骨坏死。
阿仑膦酸钠（肠溶片）	70mg/片	70mg，1次/周	肌酐清除率小于 35ml/min 者、孕妇和哺乳期妇女禁用
	10mg/片	10mg，1次/d	
阿仑膦酸钠 D$_3$	[70mg：2 800IU（5 600IU）]/片	70mg，1次/周	
利塞膦酸钠	35mg/片	35mg，1次/周	
	5mg/片	5mg，1次/d	
唑来膦酸	5mg/100ml	5mg，1次/年	
依替膦酸二钠	0.2g/片（粒）	0.2g，2次/d	

续表

药物	规格	用法用量	注意事项
伊班膦酸钠	1mg/安瓿	2mg, 1次/3月	
伊班膦酸钠	150mg/片	150mg, 1次/月	
氯膦酸二钠	200mg/粒	400~800mg, 1~2次/d	
降钙素类			面部潮红、恶心、偶有过敏现象，可按照药品说明书的要求，确定是否做过敏试验
依降钙素	20U/支	20U, 1次/周	
	10U/支	10U, 1次/2周	
鲑降钙素	50IU/支	50IU或100IU, 1次/d	
鲑降钙素鼻喷剂	4 400IU/2ml	200IU, 1次/d或隔日1次	
选择性雌激素受体调节剂			
雷洛昔芬	60mg/片	60mg, 1次/d	轻度增加静脉栓塞的危险性；出现潮热和下肢痉挛症状

续表

药物	规格	用法用量	注意事项
甲状旁腺素类似物			
特立帕肽	20μg∶80μl	20μg，1次/d	恶心、肢体疼痛、头痛和眩晕
锶盐			恶心、腹泻、头痛、皮炎和湿疹，存在某些心脏或循环问题的患者不得使用本药物
雷奈酸锶	2g/袋	2g，1次/d	
维生素 K₂ 类（四烯甲萘醌）			胃部不适、腹痛、皮肤瘙痒、水肿和转氨酶轻度升高
四烯甲萘醌	15mg/粒	15mg，3次/d	
RANKL 抑制剂			低钙血症、严重感染（膀胱炎、上呼吸道感染、肺炎、皮肤蜂窝组织炎等）、皮疹、皮肤瘙痒、肌肉或骨痛
地舒单抗	60mg/1ml	60mg，1次/6月	

【注意事项】

1. 疗程的建议　抗骨质疏松药物疗程应个体化,所有治疗应至少坚持1年,在最初3～5年治疗期后,应该全面评估患者发生骨质疏松性骨折的风险。口服双膦酸盐治疗5年,静脉双膦酸盐治疗3年后,应对骨折风险进行评估,如为低风险,可考虑实施"药物假期"停用双膦酸盐;如骨折风险仍高,可以继续使用双膦酸盐或换用其他抗骨质疏松药物(如特立帕肽或雷洛昔芬)。特立帕肽疗程不应超过2年。

2. 抗骨质疏松药物联合应用

(1) 同时联合方案:钙剂、维生素D与骨吸收抑制剂或骨形成促进剂联合使用,不建议联合应用相同作用机制的药物。

(2) 序贯联合方案:尚无明确证据指出禁忌各种抗骨质疏松药物序贯应用。建议某些骨吸收抑制剂治疗失效、疗程过长或存在不良反应时和骨形成促进剂(PTH类似物)停药后可给予序贯治疗。

第二节　不同临床表型的原发性骨质疏松症

一、老年性骨质疏松症

【概述】

老年性骨质疏松症(senile osteoporosis,SOP)一般指70岁以后发生的骨质疏松,主要是与年龄相关的、低转换型骨质疏松,又称Ⅱ型骨质疏松症。女性的发病率比男性高1倍,以70～80岁为发病高峰年龄。与增龄相关的骨丢失是一个缓慢过程,自40～50岁即已开始,男女两性之间骨丢失速率大致相似,四肢骨每年丢失0.3%～0.6%,脊椎丢失0.8%～1.2%,骨小梁和骨皮质均丢失,骨折大多发生在脊椎和髋部。老年骨质疏松症的严重后果是发生骨折，即脆性骨折。老年人一旦发生脆性骨折，会严重降低生活质量，导致病残率和死亡率升高。

【临床特征】

1. 腰腿痛、背痛，骨折以腰椎压缩性骨折和桡骨、股骨颈骨折较多见。

2. X 线片显示骨皮质变薄和骨松质骨小梁分布稀疏，小梁间隙增大。

3. DXA 测量骨密度值≥2.5 个标准差（T 值≤-2.5）。

【治疗原则】

老年性骨质疏松症以早期预防骨质疏松为主，主要包括调整生活方式、适量补充钙剂和维生素 D 或其活性化合物。药物治疗应根据患者具体情况，选择适合病情的治疗方案，兼顾药物安全性，实现个体化治疗方案，增加患者依从性，并定期随访、监测骨密度，最大限度地减低骨质疏松症患者发生脆性骨折的危险因素。可考虑使用双膦酸盐药物和降钙素类药物。

【推荐处方】

1. 骨健康基本补充剂　钙剂＋维生素 D

（1）钙剂

处方 1. 维 D 钙咀嚼片，1 片，口服，2 次 /d。

处方 2. 碳酸钙 D_3 咀嚼片，1 片，口服，2 次 /d。

（2）维生素 D 类药物

处方 1. 维生素 D 滴剂，400U，口服，2 次 /d。

处方 2. 阿法骨化三醇，0.5～1μg，口服，1 次 /d。

处方 3. 骨化三醇，0.25μg，口服，1～2 次 /d。

处方 4. 骨化三醇，0.5μg，口服，1 次 /d。

2. 骨健康基本补充剂联合以下任意处方

（1）双膦酸盐药物

处方 1. 阿仑膦酸钠，70mg，口服，1 次 / 周。

处方2. 利塞膦酸钠,35mg,口服,1次/周。

处方3. 唑来膦酸,5mg,静脉注射,1次/年。

处方4. 伊班膦酸钠,2mg,静脉滴注,1次/3月。

(2)降钙素类

处方1. 依降钙素,20U,肌内注射,1次/周。

处方2. 鲑降钙素,50IU,皮下或肌内注射,1次/d。

处方3. 鲑降钙素,100IU,皮下或肌内注射,1次/d。

(3)甲状旁腺素类似物

处方 特立帕肽,20μg,皮下注射,1次/d。

【注意事项】

1.每次用双膦酸盐类药物前应检测肾功能,肌酐清除率<35ml/min的患者禁用。对患有严重口腔疾病或需要接受牙科手术的患者,不建议使用双膦酸盐类药物。

2.口服双膦酸盐 ①空腹服用,用200~300ml白水送服,直立位整片吞服,不可嚼碎或含服;②服药后30分钟内避免平卧,此期间应避免进食牛奶、果汁等任何食品和药品。

3.唑来膦酸静脉滴注至少15分钟以上,伊班膦酸钠静脉滴注时间不少于2小时,药物使用前应充分水化。

4.降钙素类按照药品说明书的要求,确定是否做过敏试验。

5.特立帕肽治疗时间不宜超过2年,停药后应序贯使用抗骨吸收药物治疗,以维持或增加骨密度,持续降低骨折风险。

二、绝经后骨质疏松症

【概述】

绝经后骨质疏松症(postmenopausal osteoporosis,PMOP)是一种与雌激素缺乏直接相关,但亦与多种遗传因素和后天因素关联的,以骨量减少、骨组织微结构破坏为特征,导致骨脆性增加和易于骨折的代谢性疾病,一般发生在女性绝经后 5～10 年内。PMOP 属于高转换型骨质疏松,尤其是在围绝经期和绝经初期。在发达国家,50 岁以上的妇女终身发生骨质疏松性骨折的危险性可达 30%～40%,单有髋部骨折的危险性是 13%～19%。

【临床特征】

1. 绝经早期有雌激素缺乏症状。雌、孕激素水平降低,促性腺激素(LH/FSH)升高。

2. 典型表现为慢性腰背疼痛与乏力、身材变矮与骨畸形、脆性骨折。

3. DXA 测量的中轴骨或桡骨远端 1/3 的骨密度 T 值 ≤−2.5。

4. 钙调节激素正常,血和尿钙、镁、磷正常,血 ALP 正常。

【治疗原则】

对于骨质疏松症高危妇女,若骨量丢失加速,在围绝经期可以给予预防性治疗。绝经后激素治疗(包括雌激素补充疗法和雌、孕激素补充疗法)是防治绝经后骨质疏松症的有效措施。对于不适用或不愿用雌激素替代治疗的绝经后骨质疏松症及其高危妇女可选用双膦酸盐、降钙素、甲状旁腺激素等治疗。

【推荐处方】

1. 骨健康基本补充剂 钙剂 + 维生素 D

(1)钙剂

处方 1. 维 D 钙咀嚼片,1 片,口服,2 次 /d。

处方 2. 碳酸钙 D_3 咀嚼片,1 片,口服,2 次 /d。

(2)维生素 D 类药物

处方 1. 维生素 D 滴剂,400U,口服,2 次 /d。

处方 2. 阿法骨化三醇,0.5～1μg,口服,1 次 /d。

处方 3. 骨化三醇，0.25μg，口服，1～2 次 /d。

处方 4. 骨化三醇，0.5μg，口服，1 次 /d。

2. 骨健康基本补充剂联合以下任意处方

（1）双膦酸盐药物

处方 1. 阿仑膦酸钠，70mg，口服，1 次 / 周。

处方 2. 利塞膦酸钠，35mg，口服，1 次 / 周。

处方 3. 唑来膦酸，5mg，静脉注射，1 次 / 年。

处方 4. 伊班膦酸钠，2mg，静脉滴注，1 次 /3 月。

（2）甲状旁腺素类似物

处方　特立帕肽，20μg，皮下注射，1 次 /d。

（3）选择性雌激素受体调节剂

处方　雷洛昔芬，60mg，口服，1 次 /d。

（4）RANKL 抑制剂

处方　地舒单抗，60mg，皮下注射，1 次 /6 月。

【注意事项】

1. 严格掌握实施激素治疗的适应证和禁忌证，治疗方案个体化，实施激素治疗坚持定期随访和安全性监测（尤其是乳腺和子宫检查）。

2. 使用地舒单抗治疗前必须纠正低钙血症，长期应用可能会过度抑制骨吸收，而出现下颌骨坏死或非典型性股骨骨折。

（王春江　黄　琪）